明清新安医者群体研究

A study on the group of Xin'an doctors in Ming and Qing Dynasties

群体研究

万四妹 著

中国科学技术大学出版社

内 容 简 介

新安医学和古徽州分别是明清中医学和中国传统社会研究的典型缩影与范本。作为明清中医学发展的一个典型缩影、中国传统社会重要的一个医者群体,明清新安医者群体具有悠久历史传承和一定数量规模,既有宫廷医官和地方医官,也有族医、世医、女医等民间行医者,其分布面广,行为复杂,呈现出朝廷制定和民间配合的医疗网络。本书从医疗社会史视角考察明清徽州乡村社会医疗体系的历史面貌,剖析在高度自治和充满弹性的徽州乡村社会环境下,多元弥散的医疗资源与徽州乡村社会的互动,探讨明清徽州乡村社会折射的中国古代传统社会官方医疗资源与民间医疗资源的流动和对接、医疗资源与地方社会的关系,为建设社会主义新农村、解决时下医疗卫生事业的现实问题提供借鉴和参考。

本书可供医学生,特别是中医类专业的本科生、研究生学习使用,也可供中医研究者参考。

图书在版编目(CIP)数据

明清新安医者群体研究/万四妹著. —合肥:中国科学技术大学出版社,2020.6
ISBN 978-7-312-04738-1

Ⅰ.明…　Ⅱ.万…　Ⅲ.中医治疗学—研究—安徽—明清时代　Ⅳ.R242

中国版本图书馆 CIP 数据核字(2019)第 141378 号

出版	中国科学技术大学出版社
	安徽省合肥市金寨路 96 号,230026
	http://press.ustc.edu.cn
	http://zgkxjsdxcbs.tmall.com
印刷	安徽省瑞隆印务有限公司
发行	中国科学技术大学出版社
经销	全国新华书店
开本	710 mm×1000 mm　1/16
印张	8
字数	135 千
版次	2020 年 6 月第 1 版
印次	2020 年 6 月第 1 次印刷
定价	40.00 元

前　言

　　明清新安医学和明清徽州社会分别是中医学和中国传统社会的典型缩影，两者都保持了长期的繁荣发展和高度稳定。明清新安医者群体特指明清徽州社会中有医疗活动的一组特定人群，具有一定数量规模和悠久历史传承，其内部构成多元，声名显赫的御医医官、默默耕耘的民间世医、留名族谱的男性族医、"丧失话语权"的女性医者共同架构了明清徽州社会医疗体系，呈现出朝廷制定和民间配合的立体医疗网络，对明清徽州社会的繁荣稳定发挥着重要的医疗保障作用。

　　本书从医疗社会史视野考察明清新安医者群体，分层剖析明清新安宫廷医官、明清新安地方医官、明清新安族医、明清新安世医和明清新安女医，揭示明清新安医者群体的具体特征和形成原因，探讨多元弥散的医疗资源与明清徽州社会的互动、传统社会官办医疗与民间医疗的流动和对接、医疗体系与地方社会变迁的关系，为时下中国基层社会医疗卫生事业的建设提供历史依据。

万四妹

2019 年 5 月

目　　录

1 绪 论

1.1 研究缘起

历史研究的重要对象是人或人群,人的一生离不开生老病死和所在的社会环境。中国传统社会的医者群体是特殊的社会职业群体,这其中既有专业的精英医师,也有非精英、非常规的治疗者。研究历史上的医者群体及其内部分层,不仅有助于我们了解不同时期医学发展的进程,还可以揭示出中国传统医疗与社会的关系,推进人们对中国传统社会基层实态及其变迁的认识,让我们能更好地把握中国传统社会医疗体系的若干特质。

作为传统中国社会里普通民众的求助对象,各地域的医者一直扮演着平凡却又极为重要的角色。但从传统医疗史研究关注医疗技术发展、古今病名对照、疾病的流变等技术领域,到医疗社会史着力研究天花、麻风病、鼠疫等大灾大疫的发生时期官方和民间力量的应对措施,人们大多关注疾病、医疗和身体所反映出的文化意蕴,却很少将区域医者群体作为研究对象,对其生活空间、文化水平、医疗实践和从医心态等进行细致考察。因此,将区域医者作为一个群体来进行考察,是探究传统中国社会医疗体系的重要组成部分。

新安医学经过前代的发展,到明清时期呈现出繁荣的景象,涌现出众多优秀的医家,有名可考的明清新安医家就有788人,且明清时期徽州文人习医、家族传承医学的现象更加普遍,呈现出浓郁的地域宗族色彩,世医群体成为徽州社会医疗体系主要组成部分。与此同时,声名显赫的御医医官、默默耕耘的民间世医、留名族谱的男性族医、"丧失话语权"的女性医者等,均活跃在明清徽州各地,呈现出朝廷制定和民间配合的立体医疗网络,共同架构了多元化的明清徽州社会医疗体系,承担着明清徽州社会多层次的医疗职责。

医疗保障民生,明清新安医者群体是明清徽州社会中从事医疗活动的一组特定人群,对明清徽州社会的繁荣稳定发挥着重要的医疗保障作用。回顾以往关于新安医家的研究,多围绕其生平传记、学术思想和临床贡献,集中于著名新安医家的理论学说和临床应用,或综合徽州社会诸多因素来分析新安医学兴盛的原因。以往的研究基本以医疗技术进步和著名医家为中心,以传统医疗史为视角,很少将其视为一种社会职业群体,鲜有考察明清新安医者群体的内部分层、特征、成因及其与明清徽州社会医疗的互动。

因此,本书从医疗社会史视角,考察明清新安医者群体的内部分层、特征、成因及其与明清徽州社会的互动,探讨明清以来徽州地区的医疗体系是如何变迁的,其中的每一体系是如何将医疗服务与救助、医疗保障等要素组织起来的,以及这些体系是如何运转的等等。

另外,历史研究必须要有现实的学术关怀,离开了现实,学术的象牙塔终究会倒塌。选择这一课题,实际上还有关注社会现实的考量。当下我国医疗卫生资源分配过于集中,有限的医疗卫生资源使用效率不高,这已经成为重大的社会民生问题。党的十九大报告及相关深化医药卫生体制改革的意见明确指出,当前我国医药卫生事业发展水平与经济社会协调发展要求和人民群众的健康需求不适应的矛盾还比较突出,城乡和区域医疗卫生事业发展不平衡,资源配置不合理,公共卫生和农村、社区医疗卫生工作比较薄弱,医疗保障制度不健全,药品生产和流通秩序不规范,医院管理体制和运行机制不完善,医药费用上涨过快,人民群众反应比较强烈。尽管社会各界献策良多,但要真正解决这一问题还需时日。

明清新安医学和明清徽州社会分别是中医学和中国传统社会的典型缩影,两者都保持了长期的繁荣发展和高度稳定。作为一名中医药卫生事业的学习和研究工作者,笔者总是在不断思考,明清徽州社会中实施医疗行为的主体有哪些?明清徽州社会医疗体系到底是如何构成和运营的?期望通过对医疗卫生体系变迁过程的仔细梳理,动态地揭示出历史的真实面貌,进而给今天的基层社会医疗体系构建提供一定的借鉴。

1.2 研究价值

1.2.1 医疗社会史研究的学术价值

医疗社会史突破了传统医疗史关注的医疗物质技术层面,注重医疗制度和观念的形态变迁。把以研究技术进步和著名医生为中心的传统医疗史,放到广阔的历史背景和社会关系中考察,增进历史理解的思考,是探索医疗历史进程和开展中国历史跨学科综合研究的重要尝试。

医疗社会史研究打破了西医科学认知体系限制的中医史书写逻辑的桎梏,汇集多学科背景的研究者,关注中医学物质技术使用的中国历史情境,书写具有中医自身内在脉络的医学史,达到中医的"再中国化"和"去西方化"。

1.2.2 医者群体研究的学术价值

中国传统社会的医者群体是特殊的社会职业群体,这其中既有专业的精英医师,也有非精英、非常规的治疗者。从医者群体角度探讨医疗与社会、文化之间的相互关系,可深化对传统社会医疗体系的认识,探究中国古代基层社会的实态及变迁,更好地把握中国传统医疗与社会、文化间的关系,开辟医疗社会史研究的新视角。

1.2.3 明清新安医者群体研究的学术价值

不同时空环境下的医者群体具有不同的成员构成、事迹及特点。针对一定时空下医者群体的个案研究,将突破已有全景式、横切面式的医者群体的研究模式,注重历史纵深感上的"点""面"结合和整体分析,具有典型性、代表性和可操作性,为医疗社会史的长时段整体研究提供具体的个案观察切入口。

作为中医学发展的一个典型缩影、中国传统社会重要的一个医者群体,明清新安医者群体具有悠久的历史传承和一定的数量规模,这其中既有诸多御医和地方医官,也有大量族医、世医、女医等民间行医者。本书主要考察明清徽州乡村社会折射的中国古代传统社会官办医疗资源与民间医疗资源的流动和对接、"医""儒"关系、医疗资源与地方社会等,解析明清社会医疗体系的地方性、典型性和普遍性。同时,本书突破以往以著名男性医家为中心进行研究的限制,关注女性医疗从业者等,还原明清徽州社会各类医者的真实形象,客观评价不同性别、不同类型的医者的历史作用和社会影响,不仅具有地域医学史的研究意义,更为医疗史开拓出独特的研究思路。

1.2.4 应用价值

明清新安医学和明清徽州社会分别是中医学和中国传统社会研究的典型缩影和范本。从医疗社会史的视角、方法、路径去思考新安医学与明清徽州社会稳定的关系,对把握明清时期中医学的特征和传统社会的医疗体系具有典范作用,也可以更好地实现社会史的整体研究目标。徽州社会自宋以后,已保持了千年的繁荣稳定发展,这其中,新安医疗体系发挥了重要的保障作用,尤其在中国传统社会乡村自治的背景下,这种作更是明显。对比、反思今天医疗系统的中医特色问题和医疗卫生体系的种种问题,新安医疗体系的理念与实践对建设社会主义新农村具有一定的现实借鉴意义。

1.3 概念界定

1.3.1 关于"徽州"

徽州历史上最早建立的县级政权,是在公元前221年秦朝统一中国之后,在徽州地区设立的黝(即"黟")、歙二县,归会稽郡,从此徽州有建置。约公元前206年楚汉之际,黟、歙归鄣郡。西汉沿袭这一建制。汉初,黟、歙两县曾有几次分别归属荆国、吴国、江都国。在汉武帝元狩二年(公元前121年),黟、歙归丹阳郡。汉成帝鸿嘉二年(公元前 19 年),立刘云客为广德王,黟县属广德王国,歙县仍属丹阳郡。王莽始建国元年(9 年),黟、歙复归丹阳郡。汉献帝建安十三年(208 年),东吴孙权部将贺齐平定歙县金奇、毛甘及黟县陈仆、祖山所率的山越人暴乱。为加强统治,贺齐上表孙权,析分歙县东部为始新县(今浙江淳安)、南部为新定县、西部为黎阳县和休阳县,并黟、歙县共六县,设新都郡,隶属扬州。吴永安元年(258 年),休阳县因讳吴主孙休,改为海阳县。从此,"新都"为徽州旧称。西晋武帝太康元年(280 年),更新都郡为新安郡,郡治在始新县,仍属扬州,其属下的新定县改为遂安县,海阳县改为海宁县,余不变。从此,"新安"为徽州的另称。南朝宋孝武帝大明八年(464 年),黎阳县并入海宁县。

隋文帝统一中国后,于开皇十一年(591 年)改新安郡为歙州,州治在黟县。更始新县为新安县,隶婺州。此时,歙州仅有黟、歙、海宁、良安四县。隋炀帝大业三年(607 年),复歙州为新安郡,改海宁县为休宁县,并以其为新安郡治。唐朝建立后,唐高祖武德元年(618 年),例改郡为州,更郡太守为州刺史,新安郡复改为歙州,新安郡太守改称歙州刺史。唐高祖武德四年(621 年),汪华归顺,遂以歙州为总管府,汪华受命持节总管歙、宣、杭、睦、婺、饶六州诸军事。从此,歙县成为徽州的政治中心。未几,改命王雄诞为使,总管歙、睦、衢三州。武德七年(624 年),例改歙州总管府为歙州都督府。

唐太宗贞观元年(627 年),罢都督府,歙州属江南道。唐高祖永徽五年(654 年),唐军镇压青溪陈硕真起义后,为加强统治,析歙县东部置北野县(后改绩溪县),歙州领县四:歙、黟、休宁、北野。从此,绩溪县得地。唐玄宗开元二十八年(740 年),析休宁县部分和饶州的鄱阳县怀金乡增置婺源县。婺源县由此始。

唐代宗永泰二年(766 年),为镇压方清起义,析歙县、休宁县两县地,增置归德县;合黟县赤山镇及饶州浮梁地,增置祁门县;改北野县为绩溪县。歙州辖县七,归属宣歙池观察使。祁门县由此始,从此,绩溪县得名。唐大历四年(769 年),归德县并入休宁县。歙州辖县六,归属宣歙池观察使,至此,歙州总计统辖歙县、黟县、休宁、婺源、祁门和绩溪六县,直至南唐至北宋初年,歙州所辖六县格局未有变动。可见,隋期间,徽州一直隶属扬州;唐期间,徽州或归属江南道,或归属宣歙池观察使,或归属浙江观察使等。隋唐期间,歙州与新安郡曾多次州郡互更,然称歙州时间最长。

北宋徽宗宣和三年(1121 年),以方腊起义平定,改歙州为徽州,仍辖上述六县。元世祖至元十四年(1277 年),徽州纳入元朝版图,更名为徽州路,隶属江浙行省管辖,徽州路所辖六县未变。元成宗元贞元年(1295 年),升婺源县为婺源州,仍隶属徽州路管辖。从此,徽州得名,以后基本未改。元顺帝至正十七年(1357 年),改徽州路为兴安府,余不变。元顺帝至正二十七年(1367 年),朱元璋改兴安府为徽州府,隶属浙江行省,后直隶京师。

明太祖洪武二年(1369 年),降婺源州为县,徽州府所辖六县如旧。明代徽州或隶属中书省、中央六部,或隶属南京,后隶属浙江按察司。明朝徽州府各县区划设置如下:歙县设 16 乡、37 都;黟县设 4 乡、12 都;婺源明初设 6 乡、50 都,洪武二十四年(1391 年)后渐归并为 40 都。祁门设 6 乡、22 都;休宁设 12 乡、33 都;绩溪设 7 乡、15 都。

清朝沿明制,唯隶属有动。清世祖顺治二年(1645 年),徽州府辖县六,隶属江南省左承宣布政使司。清朝徽州各县区划设置如下:歙县承明置,设 16 乡、37 都;黟县承明置,设 4 乡、12 都;婺源承明置,设 6 乡、40 都;祁门承明置,设 6 乡、22 都;休宁承明置,设 12 乡、33 都;绩溪设 3 乡、15 都。清圣祖康熙六年七月十二日(1667 年 8 月 30 日),清政府撤江南省分置安徽省、江苏省,改原江南省左承宣布政使司为安徽布政使司,省名取安庆府和徽州府的首字合成,简称皖,徽州隶属之,归属安徽。直到清宣统三年(1911 年),徽州府所辖的歙县、休宁、婺源、祁门、黟县和绩溪六县行政格局一直保持始终,没有发生变化。

民国元年(1912 年),废除了徽州府的行政建制,改原徽州府属六县直隶安徽省管辖。民国三年(1914 年),徽州六县属先湖道管辖。民国十七年(1928 年),又罢除道的设置,徽州原属六县仍直隶安徽省统辖。民国二十年(1931 年)设"首席县长制",徽州首席县长驻歙县。民国二十一年(1932 年),试行首席县长制,徽州首席县长长驻歙县。同年十月,废止首席县长制,改设行政督察专员公署,安徽全省共设立十个行政督察区,徽州原有六县归第十行政督察区统辖,行政督察专员公署驻休宁县。民国二十三年(1934 年),婺源县划归江西省,属江西省第五行政督察区管辖,此为婺源第一次出徽州。民国二十七年(1938 年),设立皖南行署,驻屯溪镇。民国二十九年(1940 年)三月,撤销第十行政督察区,歙县、休宁、祁门、黟县和绩溪五县隶皖南行署管辖。同年八月,第十行政督察区改为第七行政督察区,辖歙县、休宁、祁门、黟县、绩溪和旌德六县。民国三十四年(1945 年),撤销皖南行署,歙县、休宁、祁门、黟县和绩溪五县仍隶第七行政督察区管辖,行政督察专员公署驻地由休宁县城迁至屯溪。民国三十六年(1947年),婺源县划回安徽省,隶第七行政督察区管辖。民国三十八年(1949年),第七行政督察区所辖六县相继解放,婺源再次划归江西省管辖,徽州原属歙县、休宁、祁门、黟县和绩溪五县改隶新成立的皖南区人民行政公署州专区管辖。可见,民国期间各县下属区划名称反复变动,内部调整也很频繁。

新中国成立后,徽州所辖市县也有所变更。1949年5月,徽州全境解放,成立徽州专区,原休宁县的重镇屯溪设为市,婺源划归江西省。徽州辖六县一市,为绩溪、旌德、歙县、休宁、黟县、祁门和屯溪市。此为屯溪第一次设置为市。此后几十年,屯溪曾在市与镇之间几经更变,1953年至1958年还一度升为安徽省直属或省辖市。此为旌德第一次归属徽州,婺源第二次出徽州,至今。

1952年2月,太平、石埭、宁国三县划归徽州专区。徽州辖九县一市,为绩溪、旌德、歙县、休宁、黟县、祁门、太平、石埭、宁国和屯溪市。此为太平、石埭、宁国第一次归属徽州。

1959年,旌德并入绩溪县,黟县并入祁门县,石埭县并入太平县,屯溪交由休宁县领导。徽州辖县六,为绩溪、歙县、休宁、祁门、太平、宁国。1961年,旌德、黟县复置,屯溪市复出。徽州辖八县一市,为绩溪、旌德、歙县、休宁、黟县、祁门、太平、宁国和屯溪市。

1965年8月,从太平县划出原石埭县区域和贵池县部分地区设石台县,属池州专区,屯溪已降为镇,归属休宁。徽州辖八县,为绩溪、旌德、歙县、休宁、黟县、祁门、太平、宁国。此为石台县正式成立。

1974年,太平县划归池州地区。徽州辖七县,为绩溪、旌德、歙县、休宁、黟县、祁门、宁国。

1975年,屯溪复设为市,徽州辖七县一市,为绩溪、旌德、歙县、休宁、黟县、祁门、宁国和屯溪市。

1980年,宁国县划归宣城地区,太平、石台划归徽州地区。徽州辖八县一市,为绩溪、旌德、歙县、休宁、黟县、祁门、太平、石台和屯溪市。此为石台县第一次归属徽州。

1983年12月,撤销太平县,划歙县黄山人民公社、石台县广阳公社和太平县所辖区域建立黄山市(县级),直属安徽省。徽州辖七县一市,为绩溪、旌德、歙县、休宁、黟县、祁门、石台和屯溪市。

1986年,黄山市改由徽州地区代管。徽州辖七县一市,为绩溪、旌德、歙县、休宁、黟县、祁门、石台和黄山市。

1987 年 11 月,国务院发出《关于安徽省调整徽州地区行政区划的批复》,撤销徽州地区建制,设立地级黄山市;撤销屯溪市,改设屯溪区;撤销县级黄山市,改设黄山区;划石台县归属池州地区;划绩溪、旌德县归属宣城地区;析歙县下属的岩寺镇和罗田、潜口、呈坎、洽舍、杨村、富溪乡成立徽州区。此为绩溪县第一次出徽州,至今。此为徽州区正式成立,至今。

1988 年 7 月,地级黄山市正式成立,辖屯溪区、徽州区、黄山区、歙县、休宁县、黟县、祁门县。

综上,回顾千余年来徽州行政区划的建置沿革历程,自东汉献帝建安十三年(208 年)新都郡设立,徽州六县行政建置初具雏形,到唐代中叶前后婺源、祁门和绩溪县的正式设置,徽州六县格局完全形成,再到北宋徽宗宣和三年(1121年)更歙州为徽州,徽州作为一个完整的行政区域,未发生大的变化。这种相对完整的行政区域,为徽州地区的经济发展、社会进步和文化认同,创造了极为优越的政治条件。徽州经济能够走出一条适合自身发展的道路,徽州宗族组织的建构和对基层社会的有效控制,徽商最终能够由血缘到地缘渐次积累,形成"无徽不成镇"的局面,徽州科第异常兴盛,以及新安医学、新安画派、新安理学等地域学术和艺术流派的形成,"东南邹鲁""文物之国""文献和礼仪之邦"等独具特色的地域文化与文明形态的产生,除相对封闭的地理环境之外,均主要得力于这一行政区域的稳定。其中,明清时期的徽州社会是一个较为稳定的社会,尽管从明代中叶开始,徽州人由于外出经商出现了高移民输出,明代后期开始有大量外来"棚民"的输入,但徽州社会并没有因此出现大的动荡,社会结构还是保持了一定的稳定,文化的发展总体趋于繁荣。明清徽州是一个经济、社会、文化相对完整的、具有典型意义的区域社会,是我们认识传统社会的一个极好范本。本书所指的"徽州"是指明清时期的徽州府所辖六县,即歙县、休宁、绩溪、黟县、祁门和婺源。

1.3.2 关于"新安医学"

新安地处皖南,辖区为歙县、休宁、祁门、黟县、绩溪和婺源(今属江西省)六县。把"新安"地名与"医学"合称是有个过程的,"新安医学"所指的含义在学术界也是有过讨论的。

据目前所掌握的文献资料,最早将"新安医学"并称见诸文字的是许承尧撰

《歙县志·王漾酬传》,书中称歙县王家宅名医王心如之子王漾酬(1859～1904年):"乡试两次未遂,乃弃举子业,研习经史子集,独精于医,声名益著,远近求医者皆归之,称'新安王氏医学'。"意即赞誉王漾酬承家传医业医名之著,与新安地域其他医家诊治风格不同,或与新安域外的医家医术不同。

抗日战争时期,《徽州日报》开设"新安医药半月刊",每15日出一期,1936年12月1日办第1期,共出19期,1937年9月1日停此栏目。该半月刊登载的主要是当地医界名流撰写的医疗预防专业性的文章,也有介绍前代医家医疗经验的,属医学专业、普及卫生知识的介绍。

明确提出"新安医学",是从20世纪70年代后期,徽州辖县中的部分县成立"新安医学整理小组"及安徽中医学院设立"新安医学专业研究生培养点"开始的。

自"新安医学"被发掘整理研究开始,中医学术界对于"新安医学"的内涵曾展开过讨论,并提出不同的观点。有的学者认为"新安医学"可称为"新安医学派",因为其有学术特点,医家有家传师承的渊源;有学者认为不能称为"新安医学派",因为其没有公认的开派人,没有使新安地区的众多医家保持统一医疗风格的代表医著,众多医家又非同出一门一派;还有学者认为新安地区的医药学有着明显的地域特征,其学术、活动、成就在明清时期达到鼎盛,新安医学应视为新安地域医药文化史的一部分。

目前,中医学界多赞成区域特色明显的新安医学是传承中医药文化的优秀代表之一,它不仅具有典型的文化表现形式,更是一个处在不断创新发展中的传统知识体系。新安医学始于宋元,盛于明清,流传至今,在中国传统医学中,其区域优势明显,文化底蕴深厚,流派色彩鲜明,学术成就突出,历史影响深远。其突出成就主要表现为医家辈出,医著宏富;学术创新,影响深远;名医世家,经久不衰;学术交流,引领时尚;海外传播,广受关注。其特色主要体现在继承与创新,学派纷呈与和谐融通,家族传承与学术传承,以儒通医与融合道佛,"地理新安"与"医学新安",中医科学与徽学文化这6个"有机统一与结合"方面。[1]新安医学文献以其历史文物性、艺术代表性、学术资料性和现实实用性著称,是新安医学相关研究得以确立的基础。

自20世纪80年代以来,学术界对新安医学展开了持续的历史文献学整理与研究。现知最早的新安医学文献资料为《羊中散方》(已佚),系东晋新安郡太守羊欣所著,人称"羊中散""素好黄老,兼善医术",羊欣在任13年,留心当地草药、单方、验方的收集整理,并撰写成医药著作。

北宋歙县人张扩,字子充,少好医,从蕲水庞安时游,后又从蜀王朴学脉,"尽其诀乃辞去",也能以太素知人贵贱祸福,罗愿为其立传,记其切脉如神,治病有良效,名扬京、洛。扩授术于弟挥(字子发),挥授术于子彦仁,彦仁传术于子杲。张杲采掇宋以前的医书、医案,撰成《医说》10卷,是我国最早刊行的医史传记著作,也是第一部较为完整的新安医学著作,还是最早流传至朝鲜、日本的新安医著。《四库全书》对其评价说:"取材既富,奇疾险证,颇足以资触发,而古之专门禁方亦往往在焉。三世之医,渊源有自,固与道听途说者殊矣!"张杲以儒医著称于世,成为新安第一代名医世家。同时有歙县黄孝通,宋时曾受御赐"医博"之额,为现歙县黄氏妇科之祖,从中原南迁至歙县,至孝通二十八世,其四十五世孙黄予石为清代新安妇科名家,至今已历五十二世,仍代不乏人。休宁吴源,字德信,曾为翰林医官,先世业医,传至吴源已五世。还涌现出婺源程约、马荀仲、江嚞等名医。这些标志着新安医学的发端。

元代至明初,新安医学逐步发展。休宁徐道聪精儿科,其子杜真精内科,撰《杜真方书》行世。歙县鲍同仁精研针灸,著《通玄指要》等。婺源王国瑞亦精针术,撰《扁鹊神应针灸五龙经》1卷行世。明初休宁程国辅、黄宗三、程充,歙县程琎、程玠兄弟及其父皆以医名。程玠撰《松崖医经》《眼科良方》传世。

新安医学有医家出现,最早可推至东晋新安郡守羊欣著《羊中散方》,然而作为一个地域医学学派形成于明中期嘉靖前后,兴盛于清。因为嘉靖以前徽州地区医家的记载稀疏,而以地域关系为纽带的新安医家群体是在嘉靖年间才发展起来的。

明嘉靖以后,新安医学作为地方性医学学派开始进入形成期,名医群起。祁门汪机精于望诊、切脉,"治病多奇中""活人数万计",被誉为明代四大医家之一,其撰《石山医案》等医书13部76卷。歙县江瓘辑《名医类案》12卷,是我国第一部总结历代医案的专著。祁门徐春圃撰《古今医统大全》100卷,与清代歙县程杏轩的《医术》(16卷)同被列入中国十大古代医学著作。徐春圃于明隆庆二年(1568年)发起组织"一体堂仁宅医会",是我国最早的医学学术团体。休宁孙一奎曾以医术游于公卿间,并在三吴、徽州、宜兴等地行医多年,撰《赤水玄珠》30卷,深为后世医家推重。歙县方有执撰《伤寒论条辨》8卷,首倡错简重订说,开一派之先河。歙县吴昆所撰《医方考》则是我国首部注释医方的专著。明代的名医还有吴正伦、程衍道、余午亭、汪宦、陈嘉谟、方广、吴洋、王琠、程仑、孙文胤等。

清代新安名医层出不穷，新安医学开始进入兴盛期。这一时期涌现出程敬通、程林、程郊倩、汪昂、郑重光、程国彭、吴谦、郑梅涧、郑枢扶、汪文琦、许豫和、汪绂、吴师郎、程杏轩、许佐廷等医学名家。其中，休宁汪昂著有医书多种，简明实用，浅显晓畅，其撰《汤头歌诀》等书至今仍是中医院校重要的入门参考书。歙县吴谦官至太医院判，其以高超的医术和渊深的理论知识，被誉为清初三大名医之一。郑梅涧主张针药并用，施治多种喉风，其撰《重楼玉钥》为中医喉科的代表著作。这一时期的新安医家在医学理论、临床医学和药物学等方面皆多有建树，在全国具有相当大的影响。新安医家之众，医籍之多，故有专家学者称新安医学为中医学"宝库中的宝库"，中医人才的"硅谷"。[2]余瀛鳌先生在《新安医籍丛刊》总序中评价"《新安医籍丛刊》所包含之各类医籍，在以地区命名之中医学派中，堪称首富。"冯丽梅从医家和地区人口比例方面进行研究，认为新安明清医家众多，从人口比例讲，新安医家也可谓"首富"。[3]

综上，新安医学发源于安徽皖南古徽州，肇自宋元，盛于明清，流传至今800多年，是文化底蕴深厚的地域性中医学术流派。新安医学既反映了这一医学流派的地域特征，也反映出徽州地区医疗资源的兴盛发达。

1.3.3　关于"医疗体系"

医疗体系是现代社会医学的概念，中国古代传统社会没有此名词术语，但这并不能否认其客观存在。国家层面的医事制度、社会组织的医疗行为及个人的医疗观念等无疑是这一体系的具体构成。

为了勾勒出中国传统社会医疗体系的全貌，我们把传统社会医疗体系分为两大部分。第一部分为官方医疗体系，主要是指中央和地方政府医疗机构设置的医疗状况。官方医疗体系中，从医人员的来源呈多样性，不论是官方医学校培养的，还是通过自学成才的，只要有出众的医术，官方就可以通过各种方式使他成为宫廷医疗成员或者府州的医学博士。第二部分为民间医疗体系，主要是指非官方的机构组织，民间医生解决地方百姓的医疗需求。此处所说的民间医生是指除官方医疗系统之外，通过家传、自学等各种方式通晓医学，为最广大人民群众所依赖的民间医生。

在中国古代，州县乡村地广人稀，仅靠官方的医疗机构是远远不能满足广大老百姓的医疗需求的。其实,最早的医学也是来源于民间,先祖通过对生产过程中的经验总结,慢慢掌握了自身的生理特点与中草药之间的关系,然后便形成了中医学,这种经验传承在民间持续了几千年的时间,民间医生在继承先祖经验的过程中也在不断地发展创新,一代又一代推动着中医学的发展。由于民间医生更接近基层劳动和百姓生活,相对宫廷医学少了许多羁绊,所以历代名医多出自民间。明清徽州社会经济高度发达,民间出现了诸多名医。

中国传统社会不缺乏社会医疗制度层面或行为、思想层面的内容。明清徽州社会更是有着广泛的措施,涵盖医疗服务递送体系、医疗保障体系和公共卫生体系。医疗服务递送体系包括了官方与民间等提供的医疗服务及其市场。医疗保障体系则主要是指疾病治疗过程中的医疗照顾与经济社会方面的医疗救助。公共卫生体系是指为维护公共健康所制定的环境卫生制度及起到促进公共健康状态效果的社会行为。当然,古代社会的医疗体系与当代社会不完全相同,如药品供应保障体系是当今医疗体系的重要内容。由于传统医学中药材的特殊性,没有将其列为本书的叙述内容。基于其特殊性,本书将明清新安医者群体依据其官方和民间属性,划分为宫廷医官、地方医官、族医、世医、女医五个组成部分,考察明清徽州的民间医者及其医疗活动,综合呈现明清徽州社会医疗体系运营及其演变等内容。

1.4　研究思路

明清新安医者群体规模庞大,有官医、族医、世医、女医等不同层面的类别划分和名称,生存状态阶层复杂,存在一定的交叉流动。在多因素交织开放的、多元的、弥散的乡村医疗体系下,医疗救助主体有一个明显的演变过程。在地方精英取代官方政府成为医疗救助主体的背景下,考察明清新安医者群体对徽州社会稳定的作用,有三个方面的考量:

(1) 不拘泥于精英医家,关注从官医、名医世家到族医、兼职的慕道者、民间底层边缘化的布衣医者、在传统社会丧失话语权的产婆等徽州女性医者,再现明清徽州社会医者群体多元的历史面貌。

（2）不拘泥于高度技术性的医疗内容,关注社会文化,影响医者和病人的身体观、疾病观、养生观等,展示明清徽州社会处理身体、病痛的各类医疗手段与方式。

（3）不拘泥于新安医学繁荣的社会因素讨论,关注新安医疗体系对明清徽州社会的稳定作用。从医者群体角度探讨医疗与社会、文化之间的相互关系,推进人们对传统社会医疗体系的认识。

综上,本书基于医疗社会史的研究视角,以明清新安医者群体为切入点,剖析其多元的构成,差异的知识来源、行医方式,各类医者使用的医疗手段、特色的医疗方法,包括"边缘"的民间医者和"失语"的女性医者,考察明清徽州社会医疗体系的历史面貌,揭示开放的明清徽州社会多元弥散的医疗体系与徽州社会的互动,探讨明清徽州社会官方医疗资源与民间医疗资源的流动和对接、医疗资源与地方社会力量对徽州社会医疗保障的作用,动态地认识明清徽州社会医疗资源的真实面貌,反思时下医疗卫生体系的一些问题,为建设社会主义新农村、解决时下医疗卫生事业的现实问题提供借鉴。

1.5　研究方法

1.5.1　中医学、历史学研究路径的史料分析法

本书关注方志、文集、家谱等民间资料,查阅医书、文集等相关文献与档案,调研地方史志、谱牒等,通过归纳、综合、分析综合考察明清新安医者群体蕴含的基础"脉络"与基本"面相"。

1.5.2　人类学、社会学研究路径的跨学科方法

本书不仅需要中医学的知识背景,还需要解读大量史料的耐心与智慧,更需要人类学、社会学等学科知识在分析概念上的支持,以弥补单纯考证、散乱论争、简单价值、道德判断等解释力的欠缺。

1.6　研究创新

从医疗社会史的角度，探究明清新安医者群体构建的医疗体系对明清徽州社会的稳定关系，呈现明清徽州社会医疗体系的面貌，尤其是基层社会民间医疗的特征，揭示基层医疗事业以及医学传承背后的社会机制，以此启迪如何构建医者群体与相关国家医疗制度、基层地域社会的复杂关联机制。

区域研究与宏观分析相结合。明清新安医学和明清徽州社会分别是中医学和中国传统社会的典型，通过新安医者群体的身体观、疾病观、治疗观、养生观的考证，梳理明清徽州社会医疗体系的历史面貌，揭示中国传统社会医疗体系与基层社会稳定的某些特点和规律，为时下的医疗卫生事业提供一定的现实借鉴。

在医疗社会史视野下，将研究取向从医官、名医世家精英医者，扩展到民间非精英医者以及被忽略的女性医者等普通人，注重对医者群体各生命的深切关注和现实关怀。探究民间医疗延续经年的精神所在，解释中医学内在活力的特质和变迁。

1.7　学术史回顾

本书的研究主题是医疗社会史视野下的新安医者群体与明清徽州社会医疗体系研究，主要涉及医疗社会史、明清徽州社会稳定、医者群体和新安医学研究领域，故从以下几个方面做学术史梳理。

1.7.1　国外医疗社会史研究的学术史梳理及研究动态

西方医疗史研究最初是由内科医生开始的。17～19 世纪，医疗史主要以编年体体例解释古典医学为主。到 19 世纪初，受启蒙观念的影响，西方医疗史开始出现各种推陈出新的观点。19 世纪中后期,随着科学的发展以及随之而来的对于观察和实验的强调,医疗史研究开始遵循现代科学的标准。20 世纪初,历史学家介入医疗研究领域,研究兴趣最初集中在伟大医生的重大发现和医学知识的发展。20 世纪中叶,一些历史学家开始反思伦理学、医疗社会化等新问题对医疗史原有研究模式的挑战。受过专业社会史训练的历史学家开始有意识地把专业的医疗史研究同广泛的社会史研究结合起来,形成我们今天所说的医疗社会史研究思路。[4]开始探讨诸如医疗行为是否深刻影响过社会政策、经济生活以及医患关系对医疗的影响等问题,进而形成多元化的研究视角。正如医疗社会史研究的奠基人、瑞士学者亨利·西格里斯强调医学史的社会性:"医学史不能仅仅是科学、制度和医学特征的历史,而是必须包括社会中病人、医生以及他们之间关系的历史。正是在这个意义上,此类历史成为了社会史。"[5-6]

20 世纪后半期,西方医疗史研究经历重要转变。[7]医学人类学家和新文化史学者的研究,令人信服地展现了疾病与医疗不仅是科学测量的生理病变,也是病人的体验、社会制度和文化观念等共同参与的文化建构,疾病和医疗都具有社会文化意义。[8]正是在他们的努力之下,西方医疗史研究发生了文化转向,日益脱离编年体式的"传统的、自上而下的讲述医生的、被医生讲述的、为医生讲述的历史(by doctors about doctors for doctors)",将医生、病人、社会经济结构、文化传统、宗教信仰等均纳入其研究视野。[4]

1970 年,麦克尼尔从疫病史的角度重新解释了很多历史现象。[9]1975 年,邓海伦发表了从社会史角度关注中国明末瘟疫的研究成果。[10]户部健考察了天津中医近代化的具体发展情况,进而揭示了北洋新政的多面性。[11]罗芙芸研究了近代中国精英们在瘟疫袭击中,逐步接受西方医疗卫生观念的过程。[12]这其中,1936 年王吉民、伍连德用英文合著《中国医史》(History of Chinese Medicine),成为国外了解中国医学史的主要依据之一。[13]

综上,医疗社会史在西方的研究不仅针对医疗行业本身,还涉及社会保障、社会福利、政府职能、社会价值观等社会问题。医疗社会史研究不仅充实了传统医学史解释的维度和力度,还拓展了历史研究的领域和史学理念的更新,更多地引发人类对疾病、医疗与健康以及现今的医疗卫生体制等问题的思考。

1.7.2 国内医疗社会史研究的学术史梳理及研究动态

国内的医疗史研究长期以来以自然科学和科技史范畴、医生写史的模式为主,专业医生描述的内容也多是著名医家的成就史、医学思想史及医事制度史。20世纪30年代,范行准、陈邦贤、谢观开创了中国医学史通史写作的架构,包括医学与社会的关系,涉及医疗制度、医疗资源分配、瘟疫救治、社会赈济、西医传入后对传统中医的冲击等。[14-16]同时代的历史学家陈垣、陈寅恪等开始涉足医学史研究,增加了学界对当时医学、社会文化的认识,拓宽了史学研究的视野。[17-18]

20世纪80年代,国内开始进行医疗社会史的研究。[19]1987年,梁其姿推出医疗社会史的2篇研究论文。[20]随后,在杜正胜的推动下,台湾历史语言研究所于1992年成立了"疾病、医疗与文化"小组,将历史学者从事的医疗史研究称为"作为社会史的医疗史"和"另类医疗史",关注研究疾病与医疗背后体现的历史、社会现象和文化意义,"从社会的底层,从生病的、垂死的、被医治的和被历史遗忘者的观点,重新来看人类历史上的重大事件。"[21-23]

20世纪90年代,国内社会史学界开始关注疾病、医疗社会史领域。1996年,谢高潮、梅莉和晏昌贵发表了关于疫病的论文是中国史学界较早的相关成果。[24-25]此后,杨念群、曹树基、余新忠等人的研究成果,使医疗社会史的研究声势大振,逐步形成以南开大学社会史为中心的医疗社会史研究团队。[26-32]正如常建华在较近的社会史研究回顾中论及的"融合疾病、环境等多种因素的医疗社会史属于新的学术领域,虽然起步晚,研究者少,但研究起点很高,学术成果引人注目。"[33]现将目前医疗社会史的研究成果整理如下:

1. 关注瘟疫,探讨瘟疫下的社会应对和社会影响

梁其姿[20,34]研究天花和麻风病,着力于明清以来地方社会力量对瘟疫应对机制的研究,提出疾病概念的形成不仅是医学知识的问题,更牵涉到复杂的社会文化因素。林富士研究东汉晚期的疾疫及应对办法,探究传统巫祝、新兴道团和外来佛教的兴衰。[35]邱仲麟考察明代北京瘟疫流行的次数、疫情、种类,以及以太医院为首的帝国医疗体系在抗疫中所起的作用,认为人口的大规模聚集是瘟疫频生的重要因素,瘟疫最终间接导致明朝灭亡。[36]曹树基在考察明末重

大瘟疫之后,提出生态环境异常变化是造成明王朝崩塌的主要原因之一,明王朝是在灾荒、民变、鼠疫和清兵的联合作用下灭亡的。[29]曹树基、李玉尚研究数百年间几次重大瘟疫及社会各阶层应对瘟疫的不同模式的研究,得出"社会变迁的本质与环境变迁的本质是同一概念"的结论。[31]余新忠以瘟疫作为社会变迁的一个侧面,研究明末到民国江南等地瘟疫与社会之间的互动历史,展示了中国近代社会结构和社会关系的演变。[32,37]

2. 关注医疗体系,探讨传统社会的医疗资源分配

梁其姿考察了宋元明时期的地方医疗资源与中央医疗体系的互动、对接。[20,38]张大庆选择以近代中国历史上疾病与社会间的互动情况为研究对象,以凸显政治制度和卫生体制间的关系,诠释中国近代社会在疾病预防和治疗等相关领域的变革。[8]苏卫平以明清徽州社会为个案,分析明清徽州社会中疾病治疗、救助过程中社会各力量的参与和医疗资源的具体运作,揭示了明清时期徽州地区的社会结构变迁与医疗卫生体系的内在联系。[39]王敏选取行医世家江南何氏为个案,考察传统社会世医家族的传承与繁衍,探析传统社会民间医疗的运作模式。[40]邱仲麟、谢娟通过对世医的研究,关注政府医疗体系管制之外的县以下的民间医疗系统。[41-42]熊秉真立足于幼科医学,透视古代儿童医疗史、健康史和教养方式等。[43]金仕起研究了古代医者的地位与身份。[44]陈元朋分析了历史上的儒医和宋元士人尚医的原因。[45]

3. 关注具体情境中的疾病体验、医患关系以及非精英医疗者等

当前中国医疗社会史研究日益显现出"文化转向"的趋势,也就是余新忠教授所指出的,"医学史的研究开始越来越关注疾病体验、身体感觉、医患关系以及非精英医疗者等,越来越以意义为中心",并且申明:"社会文化因素在诊断和治疗中从未缺席。"[46]蒋竹山从疾病认知、医疗资源获取和社会交往的角度,探讨了晚明祁氏家族日常生活中的医疗。[47]刘希洋,余新忠从具体文本的语境和家谱编纂的文化背景中探讨了陈氏家族的疾病应对,解读其疾病医疗叙事背后蕴藏的社会文化内涵。[48]刘希洋利用明代士大夫的文集、笔记、年谱以及医案类著作等,以病人日常生活中的疾病、医疗和健康为核心议题,从微观层面展现明代士大夫日常生活中的自我救疗、养护经验和生活方式。[49]

4. 关注西医东传背景下卫生防疫等思想演变

雷祥麟阐述了西医传入对中国传统医患关系的影响。[50]杨念群从政治角度诠释了近代中国医疗行为与政治变化的关系,认为"卫生"不仅是医学技术领域的问题,更蕴含丰富的政治隐喻,关注了医疗背后的政治运作和权力关系,呈现了中国现代化过程的复杂性。[51]胡成回顾了近代都市社会华人"不卫生"的形象建构以及与此相关的论争和反抗,指出"卫生"概念的复杂性和多元性。[52]张仲民从晚清商品广告切入研究"卫生",提出"卫生"是与晚清民族主义强种、强国、现代化等政治目标相联系的"派生论述"。[53]余新忠考察了近代防疫制度的建立和转变,认为晚清的社会精英们视"卫生"为科学、文明和进步的象征而接受这些观念的。[54]

5. 其他

除此,还有不少在传统医学史研究之外的、别开生面、独辟蹊径的关注点。如费侠莉将身体史、性别史和医学史的研究融为一体,既考察了中医妇科发展的理论脉络,又探索了女性作为患者和治疗者在具体医疗实践中的作用和地位,展现了一幅中医妇科学发展由宋至明的历史长卷。[55]邱仲麟认为割股疗亲是与儒家孝道伦理、药学与血气观念等密切相关的、带有亲族性的民俗医疗行为。[56]李建民研究汉代"移病"(即称病、装病)现象及中国人对胞衣的认识和埋胞文化等。[57]

综上,中国医疗社会史作为社会史的一个分支,属于比较新兴的研究领域,经过30多年的努力,中国医疗社会史已初步确立了较为鲜明的学科特色和研究理念。即运用社会史"自下而上"的视角,融汇历史学、医学、社会学、人类学等多学科研究方法,发掘文集、笔记、日记、医案、医话、家谱、地方志、碑刻等多样化史料,以医疗为切入点,考察审视医疗行为、医患关系、医事制度等对个体生命、家族繁衍、社会文化乃至国家命运、历史发展脉络的影响,呈现出更为复杂、微观的历史面相,增进传统医学史和整个历史研究的维度和深度。

1.7.3 明清徽州乡村社会稳定的研究动态

明清徽州乡村社会保持了长期的稳定和繁荣,即使有徽商的高移民输出、

"棚民"的输入和偶有的争战,但明清徽州乡村社会并没有因此出现大的动荡。国内外学者从诸多侧面,具体探讨了明清徽州乡村社会长期保持稳定的原因。

1. 徽商、士绅及徽州宗族所提供的经济保障,为徽州乡村社会的稳定提供了坚实的物质经济基础

刘伯山、付丁群剖析了徽州宗族在徽州乡村社会治理上的具体路径与手段,认为宗族支持的徽商为徽州乡村社会的稳定提供了坚实的物质经济基础,各宗族将体恤、救济贫困族人看成是睦收宗族的基本要求,构建了一整套的宗族救济保障体系。[58]叶舟对金声在徽州的活动加以考察,揭示了传统社会士绅在社会危机时期的行为及对乡村社会的稳定作用。[59]唐力行分析了 16 世纪到 20 世纪中叶徽州乡村社会长期保持着稳定的局面,是宗族、徽商和士绅三要素良性互动的结果,士绅是明清徽州乡村自治的领导力量。[60]

2. 国家法律与族规家法的并用,为徽州乡村社会稳定提供了完整的法规体系

刘伯山、付丁群认为具有血缘性和地缘性特征的徽州宗族,是徽州乡村社会的实际治理者,其意志社会化实现的基本途径是倡导与规治,在徽州乡村社会治理中发挥了重要作用,既为社会的稳定奠定了基础,也为徽州人有效地处理好人与自然、人与社会、人与人、人自身的关系提供了主导,还在经济和医疗上为社会的稳定与发展提供了保障。[58]程李英认为明清时期的徽州社会在恶劣的自然环境中能够创造出社会稳定,与当地独特的家法族规是分不开的,徽州地区的家法族规对于维护社会的稳定,保证家族的兴旺发达起到了不可磨灭的作用。[61]陈柯云认为宗族不仅控制了本族的社会经济生活,还插手了如社仓之类的地方政府赈济机构的管理,反映了徽州宗族在清代对乡村统治的有力、有效。[62]张爱萍立足于现存的徽州文书和族谱资料,考察了明清以来徽州宗族族内的过继制度,再现徽州宗族在遵循国家法律法规的前提下,对乡村社会控制权的不断强化。[63]张金俊认为徽州宗族正是通过族权的政权化、集体记忆与文化权力的运作逻辑,维护了徽州乡村社会的合作与秩序。[64]

陈瑞利用历史学、社会学、人类学和管理学等学科的理论与方法,以族权与政权互动、以保甲制推行为中心,对明清徽州乡村社会控制问题进行了全面系统的实证研究。[65]韩国学者洪性鸠以祁门县文堂陈氏乡约为例,认为明清时代

的乡村组织里甲、保甲、乡约等也和宗族有着密切的关系,都是乡村社会运营的重要因素。[66]梁洁关注乡村社会的纠纷解决方式,解析在国家行政体制与地方社会结构的双重作用下,明代徽州乡村的纠纷解决方式经历了里甲制、耆宿制、人制、乡约制、保甲制等一系列流变或并置的制度体系。[67]陈勇分析在赋税征管过程中,因为徽州地理位置独特,宗族组织严密,国家控制相对松弛,里甲、保甲等职役组织与宗族等民间组织相互结合,加强了对乡村社会的有效控制和管理。陈勇认为以征税为核心的乡村权力结构和宗族自治组织,对明清徽州农村社会的长期稳定发展具有重要作用。[68]卞利考察了明清时期徽州的乡村基层组织结构,呈现出国家法定的正式组织即乡都、里(图)甲、保甲、乡约等和非正式组织宗族、会社等互相结合、良性互动的态势,最终维持了明清徽州乡村的社会秩序,促进了徽州乡村政治、经济、社会和文化稳定与和谐发展的实现。[69]吴秉坤以徽州不同宗族或家族间签订的合同议约为案例,指出在乡村社会问题的控制上,徽州宗族除了采取自我规范措施和寻求官府支持外,还以合同议约为纽带,进行宗族间的合作,共同遏制徽州境内社会问题的恶化与蔓延,从而维持了徽州宗族社会秩序的长期稳定。[70]

卞利考察了明清徽州乡村社会的会社,指出会社对规范、整合会员行为,协调会社内部各种关系以及维护明清徽州乡村社会秩序,都具有较强的功能和作用。[71]卞利分析了明清徽州乡村会社在土地交易、动产或不动产的借贷与典当等经济活动中产生、发展并实行于民间的乡例,对维护乡村社会正常的经济秩序和社会稳定,发挥了重要作用。[72]卞利指出,村规民约事实上就是明清时期徽州乡村社会的习惯法,它起到了维持徽州乡村社会既定秩序、维系国家与乡村社会的联系,进而维护乡村社会稳定的重要作用。[73]

3. 程朱理学为徽州乡村社会稳定提供了一整套儒家价值观系统

方利山以徽州契约文书为例,认为在社会演进中,一些宗族在求生存发展的过程中逐步认识到,用朱熹理学团聚族中人心,能很好地调适族际矛盾,甚至是各宗族的通力合作,不仅有利于宗族族众的生存发展,更是保证徽州乡村社会安定的得力举措。[74]张金俊认为清代徽州宗族立足于儒家文化和程朱理学大传统的道德根基,对民众的道德小传统不断加以引导和清理,通过教化的、权化的道德,孝化与神化糅合的道德以及对道德越轨者的惩罚,实施了对乡村社会的有序控制,获得了乡村社会道德控制的权力。[75]张金俊、王文娟认为在清代,徽州宗族借助自身的文化权力获得了乡村社会组织控制的权力,宗族通过族规家法的制订和宣讲,对族人的约束,以及对违规者的教化与惩罚等,成功地实施了对乡村社会的控制,维持了徽州乡村社会的稳定、有序与和谐。[76]

高光系统考察了明清徽州乡村伦理教育,认为完备的伦理教育体系对明清徽州社会、经济、文化的繁荣产生了重要影响,儒家伦理思想尤其是宋明以后程朱理学成为徽州社会的主流价值观体系,构筑了一个封建宗法制度下的伦理社会,是明清徽州乡村社会保持稳定的重要原因。[77]付丁群分析了众多徽州乡村社会中的一个小自然村——祁门县的溪头鸡村,认为乡村社会结构的稳定,与传统道德伦理规范约束人们的行为是分不开的。[78]

4. 徽州宗族提供的医疗保障

徽学中关于疾病、医疗社会研究中关注较多的是徽州地区瘟疫及其习俗的研究。唐力行、苏卫平认为明清以来徽州宗族十分注重医疗保障,建立了包括疾病预防、医疗(侧重族医体制)和救助在内的较为完善的医疗体系,这是徽州瘟疫发生次数相对较少的重要原因之一。[79]王振忠的研究描述了徽州地区的天花流行状态、种痘习俗、民间信仰习俗及相关的瘟疫观念,如送瘟疏文、驱瘟仪式、迎神赛会等,认为徽州民间充分重视天花的防治态度起到了一定的效果。[80-81]孔潮丽从社会史的角度,利用徽州地区古代方志和有关荒政文献,探讨了明万历年间徽州瘟疫流行的疫源、瘟疫引起的社会问题及徽州社会的自我恢复。[82]吴媛媛分析了徽州地区瘟疫爆发的环境卫生原因、瘟疫的社会影响及社会应对。[83]唐力行、王健在研究苏州与徽州民间信仰过程中,也研究了关于民间宗族信仰中的疾疫信仰问题。[84]谢高潮、余新忠在论及某次具体瘟疫之时,在地理概念上将徽州列入了研究范围。[24,85]

刘伯山、付丁群认为新安医学的特点很多,仅以从业人员的社会性表现来看,至少存在宗族性、伦理性两大特性,从中可以看出徽州宗族在维持徽州乡村社会稳定上所起的作用。[58]关于徽州地区社会保障的研究中多有涉及医疗保障的内容,唐力行发表了系列相关论文。唐力行在其专著中提出徽州的宗族保障是一项对贫困族人生老病死、衣食住行全面加以抚恤的系统工程。[86-89]《苏州与徽州:16~20世纪两地互动与社会变迁的比较研究》中通过对比苏、徽两地的社会保障体系,认为徽州形成了一元化的宗族保障体系。《从碑刻看明清以来苏州社会的变迁:兼与徽州社会比较》《重构乡村基层社会生活的实态:一个值得深入考察的徽州古村落宅坦》《国家民众间的徽州乡绅与基层社会控制》等文中多涉及宗族保障的研究。

综上,明清徽州乡村社会稳定涉及政治、经济、文化、医疗诸多因素。掌握医药卫生知识、从事疾病预防和治疗的新安医者群体,是社会生活中一组特定的人群,对徽州乡村社会的稳定作出了不可磨灭的贡献。目前学界没有专门研究明清新安医者群体对徽州乡村社会稳定作用的专著或论文,这为本书从医疗社会史视野的研究提供了充裕的空间。

1.7.4　医者群体的研究动态

早在 20 世纪 30 年代,传统医疗史领域就提倡对医者群体的研究。如陈邦贤[15]倡导作为专门史的医学史应研究当时的医家地位、医学知识和疾病的历史,强调了解医者所处时代的环境背景。谢利恒强调医人群体构成结构的变化,提出唐宋为中国医术的分界,认为唐以前的医人都是草泽铃医,而宋以后,医成为士大夫的职业。[90]马堪温讨论了中国历史上医生的出现、种类、名称、培养以及为医的背景、医法、医德、社会地位等问题。[91]

回顾近 10 年来的医疗史研究,传统医家作为一个群体,吸引了不少历史学者的目光。

1. 对中国古代医者群体的整体思考

王美美从《古今图书集成·医部全录》中选择巫医、儒医、世医、女医、良医、明医、大医、时医、庸医等,讨论了中国古代医者群体著作及其历史变迁,对了解医者群体有一定的参考价值。[92]宋丽华、于赓哲从政治、文化、社会舆论、医人称谓的变化等方面讨论了自上古到元代医人社会地位的变化。[93]刘理想对我国古代医人社会地位的状况作了较为全面的阐述,并就历代有关政治、思想文化、制度等方面的影响,来探讨我国古代医生社会地位变化的原因。[94]宋丽华以我国古代医生的社会地位为研究对象,通过对史料进行横向和纵向的比较,注重医人自身对习医的态度,以及各个时代政府对医人的政策和世人对医人的看法,展现了我国古代医生社会地位的高低变化和对医学发展产生的影响。[95]范家伟的著作不仅介绍了张仲景、孙思邈、陶弘景等中古医家的思想流传和生平,也开始从墓志、诗歌等以往被忽略的史料入手,考察唐代士大夫赠药、收集验方的社会风气,甚至有患者在没有医生的参与下进行自我治疗活动。[96]

2. 对中国古代具体朝代医者群体的社会地位的思考

金仕起分别阐述了"春秋时代医者的角色""春秋晚期至汉初医者的角色"和"两汉时代医者的角色",研究了春秋至汉代医人的社会地位问题,指出传统医学理论不在官方而在民间,对其他朝代的医者群体研究具有借鉴意义。[44]

关于唐代医人的研究论文较多。如于赓哲利用正史、笔记、墓志等史料,将士大夫中爱好医学者、医官、僧道、闾阎医人共同构成医人的各组成部分,着重对唐代医人的社会地位做了论述,提出唐代士大夫虽耻于以医为职业,但却热衷于研读医书,且士大夫的这种态度转变为宋代"儒医"的出现做了铺垫。[97]陈昊通过对墓志史料的研究,展现了唐朝段氏出任翰林医官的情形,强调了家内传递与社会上的僧俗传递、师徒授受、官方医校中的传授具有紧密关系。[98]季明稳的硕士毕业论文中第四章《唐代医人收入问题》通过考察唐代医官、普通医者和翰林医官、流外医官、地方医博士等特殊医官群体的收入,认识到唐代社会中医人群体的收入状况和唐代医人的地位,进而考虑到唐代患者的医疗费用问题。[99]樊艳芳将唐朝有医疗活动和医疗事迹的特定人群作为研究对象,根据史料可将其大致分为三类:一是明确为医生者;二是有医学著作但不明确其是否行医者;三是精医理,但不以行医为职业者。从具体身份和角色来看,又可将其分为五类:官医、民医、道医、僧医以及文仕通医者,系统介绍唐代医生的基本构成、医生的角色、学医方式及地位等,通过把握唐代医生的总体面貌,探讨了唐代社会先进医疗体系的建立对中华民族健康发展作出的贡献。[100]程锦的硕士论文涉及医人社会地位高低的问题,她认为唐代医官的品阶虽然受到限制,但这种限制却不能说明唐代医人的社会地位低下。[101]日本学者山本德子着重论述了中世纪时关于中国医官官职名称的变迁情况,对魏晋至唐末医人的地位进行了探讨。[102]

现代学者对宋元时期医者群体的组成、社会地位的研究成果丰厚。如周蓉、薛芳芸、李俊莲等对宋代前后巫、医的社会地位进行了比较探讨,分析并揭示了宋代医学突飞猛进的发展与政府对待巫、医的态度和措施关系密切,为进一步研究宋代儒医现象开拓了一个新的思路。[103]杨小敏按照医者内部社会阶层和认知意识的不同,将宋代医者群体分为一般医者群体和特殊医者群体两大类,前者包括宫廷医官、地方医官、军医和民间医人;后者则包括巫医、僧医和道医。并基于宋代医事制度的革新特点,分别阐述了各类型医者对古代传统医药学发展的正反两方面作用。[104]陈元朋认为就传统中国医学的传承而言,先秦直到宋元中国医者身份地位大抵可分为巫医、道医、儒医三个阶段,陈元朋详细研究了宋代士人对医学的崇尚、儒医及其在金元的流变,阐述了宋代的医事制度与士风医俗,即当时医疗的"环境背景"与"文化现状",这是探讨和研究两宋医学的重要参考。[105-106]庄佳华认为北宋时期,由于皇帝的重视,在"以医药施行行政"与"抑巫扬医"的治国政策下,士大夫求医观念改变,医者的社会地位相对提高,但文章的时间仅限于北宋,而且关注较多的是士大夫阶层的求医情况。[107]周剑考察元代医者的政治地位,讨论元代士人对医者的看法及对医者社会地位的影响,探讨元代士人弃儒从医的问题,得出元代医者社会地位的提高与统治者的重视及士人从医是分不开的。[108]

另外,张华通过明末清初的《壶中天》与晚清《医境界》中记载的医家故事,结合相关史料,探讨了清代的医家从业机制、医学训练、行医方式、成名之路和清代医学之道变化几大问题。[109]

综上,医者作为中国传统社会中一种特殊的社会职业群体,在不同的历史条件和时代背景下具有不同的成员构成、社会地位及特点。从医疗社会史的角度来看,中国传统社会中掌握医技知识、从事医疗实践的人群复杂,不能简单地称其为"医家"或"医生"。巫医、儒医、世医、女医、良医、明医、大医、时医、庸医等反映了当时医生阶层复杂的生存状态。如果依照今天的标准来界定古代的"医",上述人群就无法得到应有的关注,故将中国传统社会中掌握一定医疗知识和技术,有医疗活动和事迹的人泛称为"医者群体"比较适当。

1.7.5 新安医学历史文献学整理的研究动态

新安医学发源于皖南古徽州,肇自宋元,盛于明清,流传至今已有 800 多年,是文化底蕴深厚的地域性中医学术流派,是明清时期中医学的一个缩影。自 20 世纪 80 年代以来,学术界对新安医学展开了持续的历史文献学整理与研究。

1. 关于新安医学与徽州社会的研究动态

关于徽商与新安医学。刘时觉认为明清时期徽州商业的繁荣是新安医学崛起的重要原因。[110]童光东、王乐匐等论述了徽州地区商人与医家二者从事各自行业的过程中由于受社会环境因素的影响导致的融合问题,说明了徽州地区商业发达对医者的影响,以及医生试图改进自身以适应社会的发展。童光东认为徽商的流寓既将新安医学传播于经商之地,又吸收外地医学成果来影响徽州地区的医术发展,因此造就了新安医学的繁荣。[111]

关于程朱理学与新安医学。文化发达是徽州地区的一个显著特征,对新安医学也产生了重要的影响,学界对此多有论述。李艳、李梢认为徽商与儒学文化是新安医学形成与发展的基础与条件。[112]童光东、王乐匐等认为儒医在繁荣新安医学的过程中起了重要的作用。[113]张玉才、徐谦德认为新安医学本身由于其产生的区域原因,因而具有儒学传统的特色。[114]张玉才、汪涛谈论了儒学文化对新安医学的影响。[115]汪银辉则具体分析了朱熹理学与新安医学之间的关系。[116]黄熙、黄孝周认为作为徽州文化重要组成部分的程朱理学在二程(程颢、程颐)、朱熹本人对医学的研讨与倡导下影响了新安医学的发展,造成了新安医学的多儒医与理学医学一脉相通的特征。[117]

关于徽州宗族与新安医学。童光东认为新安医家家族链是新安医学发展的重要形式,而大量医家家族链得以形成的重要条件之一即宗族的大量存在。[118]许霞就徽州宗族特别是新安程氏家族对新安医学的传播与传承发表了系列论文,论述了家族链的传承在新安医学的发展过程中发挥的作用,严格的宗族制度为徽州医家家族链的稳固和发达提供了社会基础,徽州宗族的人文特征促使新安医学形成了一些独具特色的医学专科。[119-120]谢林沪在剖析新安医学的传承方式中认为父子相传是新安医学得以延续数百年的重要因素。[121]

关于徽州出版业与新安医学。童光东描述了明清时期徽版医籍的概况,并分析了其历史作用及影响。[122]朱未来认为古徽版医籍刻印业的发达是新安医派形成的重要条件之一。[123]

2. 关于新安医家的研究动态

从洪芳度搜集整理《新安医学史略》研究新安医学发展史,到王乐匐主编《新安医籍丛刊》(安徽科学技术出版社 1992 年出版)刊印新安医籍 52 种。从李济仁主编《新安名医考》(安徽科学技术出版社 1990 年出版)考证新安医家800 位,到王乐匐编著《新安医籍考》(安徽科学技术出版社 1999 年出版)考证新安医籍 835 种。从张玉才著《新安医学》(安徽人民出版社 2005 年出版)发掘新安医学兴盛的人文因素,到王键、陈雪功主编《新安医学精华丛书》(中国中医药出版社 2009 年出版)剖析新安医学的学术特色和临床应用。从汪沪双编著《新安医籍文献学研究》(安徽科学技术出版社 2007 年出版)汇总新安医籍文献学特征,到许霞著《风湿病新安医学探源》(安徽科学技术出版社 2014 年出版)梳理新安医著痹症文献。相关研究著作令人瞩目,研究论文更是众多,为本书的研究内容提供了基础性认识。

综上,有关新安医学与徽州社会的研究论文众多,但研究视角多集中在新安医学兴盛的人文因素剖析层面,或新安医学兴起的原因层面。关于新安医家的研究仍采用传统医学史的研究路径,研究关注点多集中在著名医家的理论学说和临床应用上,研究思路基本都是以技术进步和著名医家为中心的传统医疗史思路将新安医者视为群体,考察其与明清徽州社会稳定关系的研究成果暂未见到。

2 明清徽州社会

徽州位于皖、浙、赣三省的交界处,新安江上游,古称新安。宋徽宗宣和三年(1121年),改歙州为徽州,历宋元明清四代,统一府六县(歙县、休宁、婺源、黟县、绩溪、祁门)。历史上徽州经历了多次社会与文化变迁,每一次变迁都给徽州带来一次经济发展和社会文化变动的机遇与挑战。明清时期,伴随商品经济的发展和徽商经营的成功,地处皖南山区,素有"东南邹鲁"和"聚族居,最重宗法"传统的徽州社会,发生了徽州历史上剧烈的社会变迁。

明清徽州社会组织,分别由国家法定正式社会组织和民间社会非正式组织两部分构成。作为正式组织的里甲和保甲,以及非正式组织的宗族、会社等共同构成了明清徽州乡村社会的组织结构,呈现出国家法定的正式组织即乡都、里(图)甲、保甲、乡约等和非正式组织宗族、会社等互相结合的态势。尽管这些组织名称各异、形式复杂,且各自都有自己独立的活动规则和权限,但在地理环境相对较为封闭、文化底蕴相对较为丰厚的明清徽州山区,各类正式和非正式组织基本上处在一种良性的互动中。正是官方正式组织和民间非正式组织的互相配合与彼此互动形成这样一种乡村基层组织结构,才最终维持了明清徽州的乡村社会秩序,促进了徽州乡村政治、经济、社会和文化的稳定与和谐发展。一个重要原因是徽州具有山区农耕社会、移民社会、宗族社会、"程朱阙里"和"东南邹鲁"的自然和人文特征,也正是这样的特征,构成了明清徽州医疗体系的基础。

2.1 山区农林经济

徽州地处皖、浙、赣三省的交界处,四面环山,山高林密。北面是九华山脉和黄山山脉相连,九华山脉支脉延至境内,黄山山脉主干沿北东向南西展布,东接皖、浙交界的天目山,西南蜿蜒至江西境内。天目山位于东北部绩溪县、歙县与浙江临安县的交界处,呈带状由东北向西南伸展。白际山脉由北东向南西延伸,东北端在歙县与天目山交会,西南抵休宁县与五龙山相接。五龙山脉西接黄山山脉于祁门县,东至休宁县、婺源县、浙江开化县交接处与白际山交会,主脊中枢呈东西走向。

徽州属中亚热带气候,湿润的季风使徽州雨量充沛,四季分明,森林茂密,整个徽州的森林覆盖率,历史上曾达80％以上。早在唐宋时期,林木很早就成为徽州人对外贸易的主要商品。两宋以降的徽州各地山林贸易十分繁荣,优质的山木通过新安江运往浙江杭州等地销售。南宋淳熙《新安志》卷二《物产》记载:"休宁山中宜杉,土人稀作田,多以种杉为业。杉又易生之物,故取之难穷。"茶叶等山区特产也被运出山区售卖,清康熙《婺源县志》记载:"祁门水入于鄱,民以茗、漆、纸、木行江西。"

明清徽州经济是典型的山区经济,但这并不等于说徽州就没有农业。实际上,徽州农业是和林业并重的产业部门。徽州山多地少,土地贫瘠。中原大族的不断迁入,带来了先进的生产技术和中原文化,促进了新安文化的发展和劳动工具、生产技术的更新。因永嘉之乱而南渡的青州胡氏,其一部分随新任太守胡青人居新安后即在郡郭外开垦荒地、修筑水渠,以灌千亩之田。在胡氏之后,徙居新安的鲍氏亦修建了鲍氏堰,以利农垦。徽州六邑总面积为13870平方公里,山地丘陵占总面积的80％,海拔500~1000米的山地分布缓广,山体坡度多在30°以上。山体以花岗岩、花岗闪长岩、石英砂岩为主,坡度陡、积层薄,容易引发山洪,且难以开山种田。山间的盆地和谷地较少,面积窄小,区域内最大的盆地今称"屯溪盆地",包括休宁、歙县、绩溪的各一部分,只有100多平方公里。区域内其他耕地大多土质贫瘠,较难耕种,且易受自然灾害冲击。但徽州百姓开山劈田,与自然做斗争,形成了层层若阶梯状的"梯田",在梯田及为数不多的山间盆地,广种水稻和各种农作物,这就是明嘉靖《徽州府志》卷二《风俗》描述的:"(徽州)郡之地隘,斗绝在其中。厥土骍刚而不化,高山湍悍少潴蓄,地寡泽而易枯。十日不雨则仰天而呼,一骤雨过,山涨暴出,其粪壤之苗又荡然空矣。大山之所落,多垦为田,层累而上指,至十余级不盈一亩。快牛利锄不得田其间,刀耕火种,其勤用地利矣。"百姓在相对富饶的休宁歙县盆地上精耕细作,与其他山谷贫瘠田地上的刀耕火种并存,构成了明清徽州独特的山区农业。

综上,徽州原是古越人的栖息之地,自汉代以来,随着北方中原大族的不断迁入,带来了先进的生产技术和中原文化,促进了徽州地域劳动工具、生产技术的更新和山区农林经济的发展。明清徽商一度在外地持续了几百年的繁荣,然而徽商给徽州本土带来的只是消费型经济,徽州本土的山区农林经济并没有发生实质性的改变。

2.2　移民社会

徽州是一个高移民社会,避乱是徽州移民的首要原因。徽州多山,自然成为避乱的理想选择。清道光《徽州府志》卷一《地理·形势》记载徽州:"东有大鄣山之固,西有浙岭之塞,南有江滩之险,北有黄山之厄。"群山环绕的徽州,地处江南区位,毗邻江浙平原,随着江南的开发以及战乱向江南平原地区的蔓延,中原士族南迁的避难地逐渐深入徽州山区。

据《新安名族志》统计,两汉时迁入徽州的仅方、汪两族。此后,中原士族移民徽州的时间主要集中在两晋、隋唐五代和宋元三个阶段。第一阶段是两晋之际,中原地区因永嘉之乱,造成人口南迁的高潮。中原士族跨江南下后,又因东晋小朝廷内部动乱连年不断,有9个家庭径直避乱入徽州。第二阶段是隋唐时代,安史之乱后,藩镇割据、黄巢起义、中原动荡,迫使更多的士族南迁避难,此阶段迁徽州定居的有24族,其中近20族迁于唐末。值得注意的是,他们中的大多数并不是直接由北方南迁进入徽州的,而是从临近地区迁入的。北方士族从江南平原地区向江南山地的进一步迁徙,一方面反映了人口迁徙的持续性,另一方面也显示了徽州作为避难所的地理优越性。第三阶段是两宋之际,靖康之乱,金兵南侵,大批士族涌入江南,这一阶段来徽州定居的共有15族,其中11族是在两宋之交。

此外,人们喜爱徽州的山水秀美而定居下来,也是其移民社会形成的重要因素。如《新安名族志》记载有任氏先居于乐安博昌(今属山东),任昉"出守新安。尝行春,爱富资山水之胜,遂家焉。后名其居曰昉村、昉溪。"徽州的大好山水加之多山封闭的环境,成了乱世避难、治世隐居的世外桃源,中原士族不避艰难,络驿于徽州,寻觅理想中的桃源世界,把徽州造就为一个高移民社会。

随着中原世家大族源源不断地大规模迁入,徽州的居民成分发生了根本性的变化,"客户"超过了土著,外来的"名族"大大多于本地的大姓,他们终于反"客"为"主"。这些迁徽的世家大族,保持了其原有的宗族体系,聚族而居,昭穆有序,组织严密。因战乱迁入的各个宗族处理族际关系一般坚持以礼相待、以和为贵的原则。如清乾隆《重修古歙东门许氏宗谱》卷八《许氏家规·交邻处友》记载歙县东门许氏家规中规定:"其在异姓亦须忍让,甚不得已乃始经公,亦必闻于众后出词,庶免擅兴之罪。"与外族相处要以忍让为主,迫不得已时才可诉诸官府。清雍正《歙县潭渡孝里黄氏宗谱》卷四《潭渡孝里黄氏家训·教养》记载歙县潭渡黄氏家训中规定:"待亲族乡邻,宁我容人,毋使人容我,切不可先操忽人之心,以招人之侮己也。"要求对待亲族邻居要宽容大度,并强调要对他们给予尊重。徽州宗族之间如果发生矛盾或冲突,大多数宗族都主张冷静处理,以平息争执。如清光绪《婺源县志》卷三十九《人物十一·质行七》记载清代婺源叶氏族人叶智成"立承义堂,为朱、俞、程、叶四姓事有曲直,悉为调停",通过第三方设立专门机构来调解宗族间的纠纷。清乾隆《婺源县志》卷二十《人物志·孝友》清代婺源新田张氏族人张应潘"里居群姓错聚,倡以亲睦,牙角潜消",在日常生活中注重增进各族间的友谊,将彼此间的纷争冲突消解于萌芽状态。

这种典型的移民文化对徽州社会的影响深远。南迁入徽的中原士族,不仅仍保持其原有的宗族体系,而且继承了其宗族"崇儒尚教"的优良传统,特别重视文化教育,走读书仕进、科甲起家之路。由于世家大族的影响,使得"其俗益向文雅",随之也带来了徽州整个地区文化教育的繁荣兴盛。

古徽州"八山半水半分田,一分道路和庄园"的用地格局本来就难以承载过多的农业人口,北方移民的大量涌入进一步激发了人多地少的矛盾,徽民们不得不拓展生存空间,外出谋生路,于是出现了"天下之民寄命于农,徽民寄命于商"的局面。徽商和徽州人的大量外出,不仅使他们自身增长了见识,开阔了视野,更为重要的是,他们将这种开放的性格和品质带回了桑梓故里,从而直接为徽州文化的发展注入了新鲜的血液,促进和推动了徽州文化的发展。徽州人的安土重迁和重本抑末观念开始被务实的实用主义代替,进而确立了"士商农工"平等的四民观。徽商讲究商业道德,提倡以诚待人、以信接物、义利兼顾,又以勤奋和吃苦耐劳而著称,被誉为"徽骆驼",徽商的这种精神在很大程度上又影响了徽州的乡村。

另外,徽州男子大量外出经商,造成徽州本土出现大量的徽商妇,对她们的控制成了徽商保持家庭稳定的需要。历史记载,徽商不惜重金镌刻儒家经典、朱子家礼以及《女儿经》《闺范图说》等书籍,为的就是加强对妇女的礼法控制。明清之际,程朱理学渗透到徽州的每个角落,宗族又以族规家法的形式加以强化,封建统治者的倡导和旌表,更造成了"新安节烈最多"的状况。

2.3　宗族社会

宗族是由男性血缘关系的各个家庭,在宗法观念的规范下组成的社会群体组织。宗族作为一种社会群体,上可追溯自高祖、曾祖、祖父、父亲,下可延续至子、孙、曾孙、玄孙,加己身一共九代,就是我们通常所说的"九族",徽州的宗族大体也不例外。徽州宗族组织高度发达,在宋元明清乃至民国时期,徽州宗族几乎控制了整个徽州的基层社会。

徽州的强宗大族主要经历了历史上3次中原士家大族的南迁,至宋元时期才逐步定型,并在明清时期得到繁荣发展,在徽州完全地复制了中原宗族制度,并凭着强大的文化优势,迅速与科举制相契合,从而衍变为徽州名门望族,聚居的规模越来越大,支派越来越多,形成了一个个以族姓命名的村落,包括宗族乡党、佃客等庞大的家族体系。明清徽州宗族大体有以下几种结构:一般宗族,宗族—房分;大宗族,宗族—房派—支派;联宗宗族,始居地宗族—迁徙地宗族—房派—支派。不同的宗族结构,在宗族祠堂上也会体现出不同的类型,既有"会祭有万丁之祠"的统宗祠,也有宗祠、支祠和家祠。许承尧在《歙县志》中云:"邑俗重宗法,聚族而居,每村一姓或数姓各有祠,分支派别,复为支祠,堂皇宏丽,与居室相间。"在号称祠堂之乡的黟县南屏,至今仍保存有全族共有的宗祠、某姓支派所有的支祠和一家或数家所有的家祠三种类型的祠堂。

明清徽州宗族中族众的成员结构,与家庭一样,也基本上呈金字塔结构。宗族的族长,有些宗族也称"户长""家长""族正""宗正"等,高居于金字塔顶,是宗族中辈分较尊、处事公正而被族众推选出来的宗族负责人。族长是族权的代表,又有对本宗族经济财产,成员之间纠纷和打架斗殴等事务的处置权和裁判权。族长主持宗族的各类祭祀,负责制订族规家法,劝化教导族众奉规守法,处理本宗族对外交往和交涉事务,维护本宗族成员的共同利益。在徽州,担任族长之职的既有缙绅、平民,也有商人,但基本以缙绅地主为主,毕竟宗族祭田等经济基础主要是靠"富室捐置"的,平民族长只是少数。族长是封建王朝统治者行使对基层统治权的代表,因此,在某种程度上,宗族是封建社会后期乡村基层社会的准基层组织。为进一步发挥宗族维护基层社会治安的作用,清世宗和高宗时期曾专门颁布法令,要求各族设立族正,以加强对宗族的改造,发挥其教化、治安基层社会的作用。

族长之下是各房的房长或家长,拥有对某人、某事的发言权。他们出席由族长召集的会议,讨论和商议族中重大的事务。他们共同组成了以族长为核心,族副、房长、家长共同参与决策的缙绅集团。家众即本宗族有血缘关系的宗族成员,他们是宗族中的主体,占据了宗族中的绝大多数。这里有一个族籍的问题。一般来说,族籍的获得主要有出生和婚姻等途径。由于宗族是以血缘关系为其内部构造的联结纽带,因而出生是获取族籍的主要途径。通过出生获取族籍,明清徽州宗族谱牒通常都有较为详明的规定,并有有关方面监督公证。一旦登记入簿,即取得了该族的族籍,成为该族的族众。出生是徽州人取得族籍的最一般途径。而通过婚姻以取得族籍者,是新娶之妇进入本族族籍的途径。不过,进入本族族籍的新娶之妇,并不在于婚姻本身,而主要是新娶之妇能为本族繁衍子孙、延续香火。取得族籍的方式还有过继,但是过继人受到许多限制。对此,徽州宗族大多采取较为谨慎的做法。家众拥有参加宗族祭祀等活动的权利和遵守族规的义务,享受宗族的赈灾、教育、医疗和保护。对不守族规家法者,轻则警告惩治,重则消除族籍。

在徽州宗族的结构中,处在最底层的是各类仆人,如佃仆、庄仆、世仆和奴婢等,他们与主家并无血缘关系,同主家无论族长还是族众,都拥有较强的人身依附关系,地位卑贱,但常年甚至世代都与主家宗族成员生活在一起。可见,明清徽州式宗族结构中,等级制度森严。现有研究提示,宗族在明朝嘉靖以后全面影响徽州社会,涉及各个领域,并在长期的宗族活动中,逐渐形成了一系列区别于其他地区的基本特征。

聚族而居不仅是明清徽州村落居民居住的主要特点,而且也是徽州宗族的基本特征。明清徽州的强宗大族大都居住于一村或相邻数村,过着一种聚族而居的生活。即使村内偶有外姓,也或为亲戚、或为佃仆等。与全国其他地区迥然不同的是,徽州的村落名与居住于此的宗族族姓几乎是同义语,比如唐樾鲍氏、呈坎罗氏等,村庄名和大族姓氏紧密相连。许承尧《歙事闲谭》卷七《新安竹枝词》中"相逢哪用通姓名,但问高居何处村",就是徽州宗族聚族而居的反映。因此,清朝程庭于《春帆纪程》中写到:"徽俗士夫巨室多处于乡,每一村落,居族而居,不杂他姓。"清朝赵吉士于《寄园寄所寄》中亦云:"千丁之族,未尝散处。"

徽州族(家)谱的纂修,是徽州宗族极为重要的一大特征,在一定程度上反映了徽州普遍存在的祖先崇拜之风,"千载谱系,丝毫不紊"是徽州宗族传统中严格血缘、尊卑和长幼秩序的最直接体现。

综上,具有血缘性和地缘性特征的徽州宗族是徽州乡村社会的实际治理者,其意志社会化实现的基本途径是倡导与规治,由之在明清徽州乡村社会治理中发挥了重要作用,既为社会的稳定奠定了基础,也为徽州人有效地处理好人与自然、人与社会、人与人、人自身的关系提供了主导,还在经济和医疗上为社会的稳定与发展提供了保障。明清时期徽州宗族统治牢固,并逐渐形成了一整套宗族治理的族规家法,维护封建等级名分制度,维护国法,调整宗族内部的财产关系,维护社会秩序,强化伦理教化,会祭有常,祠堂林立。这种以民间习惯法形式而存在的族规家法,对明清徽州宗族成员具有极强的约束力。有些族规家法甚至经过当地官府的认可,成为国家法律的一个重要补充和延伸。正是宗族与国家行政组织的有机结合,在确保国家税课完成的同时,也避免了乡村与国家之间关系的紧张,官府不能解决的问题,宗族往往能很好地解决。徽州宗族社会之所以能够保持长期的稳定与发展,除历史上少有战乱、少有毁灭性的天灾人祸作为前提保障条件外,明清徽州宗族社会自身还存在有成熟和全面的社会保障制度与机制。这其中,由徽州宗族所提供的经济保障和医疗保障十分重要。

2.4 东南邹鲁

汉晋以后,北方衣冠士族大量涌入徽州,在中原汉文化的冲击下,秦韵汉风很快征服了徽州,土著礼仪逐渐脱俗,读书人在这里受到尊重,社会地位日益显著提高。宋元之后,徽州就开始被称为教育发达、文化昌盛之地。北宋景德四年,绩溪胡忠创办了徽州第一私家书院,即桂枝书院,此后逐渐蓬勃兴起,各类官学书院、精舍、书堂、家塾、社学、义学遍布州县。

徽州被视为"程朱阙里""儒风独茂"之区。清雍正《程朱阙里志·序言》记载:"程朱之学大明于天下,天下之学宫莫不崇祀朱三夫子矣。乃若三夫子肇祥之地又举而合祀之,则独吾歙……朱学原本二程,二程与朱之所自出,其先世皆由歙篁墩徙,故称程朱阙里。"程朱理学的创始人程颢、程颐籍歙县篁墩,集大成者亦即最后的形成者朱熹生于闽、官于闽,但对于桑梓之地的徽州却有着强烈的认同感,他曾先后两次来徽州省墓探亲,兼讲学授徒,又通过著书、刻书,广为传播理学。受其父朱松影响,朱熹也以"新安朱熹""紫阳朱熹"自居。程朱理学在其家乡的影响极其深远,程朱理学不仅深深影响徽州入仕、儒学、入贾之人,也深入民众意识,渗透到徽州社会、政教、风俗等各个方面,徽州人自觉地接受和践行朱熹的思想,正所谓"新安为朱子桑梓之邦,则宜读朱子之书,取朱子之教,秉朱子之礼,以邹鲁之风自待,而以邹鲁之风传之子若孙也。"这些都内在深沉地左右和指导着徽州伦理社会的进程,使程朱理学成为了徽州文化发展的强大思想意识支柱,构成明清徽州伦理社会的理论内核。

明代以后,徽商财力大量投入,使得徽州教育获得迅速发展。为了宗族的荣耀,宗族祠堂都采取了一系列鼓励子弟读书上进的政策。对族内贫困学子,祠堂采取资助行动,"以才入仕,以文垂世者"愈众。一时间,徽州书院私塾林立,出现"儒风独盛甲东南"之盛况。徽州儒风昌盛,造就了大批官宦商贾人才。徽州人虽然极羡慕"耕读两径"的田园生活,但客观上又不得不"游贾四方,以就口食"。徽人以商养儒,以儒强商的策略,使得徽州儒风经久不衰,儒学兴旺,府学、县学、书院及私学相当发达,科举及第人数众多,学者名流迭出,为徽州儒风的强劲与不衰,打下了坚实的基础。

徽州被称为"东南邹鲁",郑玉在《东山赵先生访行状》中说道:"新安自朱子后,儒学之盛,四方称之为'东南邹鲁'。""东南邹鲁"的徽州对教育的重视,使得徽州民众的人文素质和人文精神得到了提高和升华。在徽州儒风的潜移默化下,徽州人注重追求品格、人格等方面的完美评价,注重层次较高的内心享受,普遍拥有健康和充实的闲暇生活。徽商号称"儒商",他们追逐高雅,崇拜儒风,讲究理性,力求文明。徽州普通百姓的闲暇生活更是以趋文附教为主流,学子攻读,士子博文,妇孺老翁吟诗作画者不计其数。在目前已发现的大量徽州文书中,有许多是出自徽州民间的诗集、文集、楹联集、曲谱、唱本等。为了导引人们的闲暇生活,徽州各宗族更是不遗余力,通过办文会、兴诗社、请戏班、搞节令等形式,积极开展健康有益的群众文化生活。徽州民间有大量禁约、公约等,若有人违约,则处罚的内容往往有"罚戏",即让受处罚人出资请戏班演戏。这样,既达到处罚当事者的目的,又丰富了族人的文化生活,教化了族人。

综上,中原士族反客为主,在徽州形成宗族社会,这是明清徽州社会的来源。重血缘性、存在地缘性的各个宗族是明清徽州社会的基础。宗族支持的徽商为明清徽州乡村社会的稳定提供了坚实的物质经济基础,浸透宗族的程朱理学为明清徽州乡村社会的稳定提供了一整套儒家价值观系统,国家法律与族规家法的并用为明清徽州乡村社会的稳定提供了完整的法规体系,共同架构了明清徽州乡村社会稳定的基础性前提。历史上,徽州的医学十分发达,宋代以前就有许多关于新安医家、医籍及医家店号的记载,宋以后,名家辈出、名著倍增。明代时,徽州的医家受理学的影响,结合徽州的地理环境、气候条件和生活习性,提出的系统的医学理论着眼于肝肾以重温补元气,着眼于脾胃以用药轻灵平和,形成独树一帜的"新安医学"流派,影响极大。而明清新安医家的宗族性和伦理性的社会化特征的存在,则更是直接根植于徽州社会,直接面对的就是明清徽州社会的普通百姓。明清徽州社会能够保持长期的稳定,一个源于社会自身、充分体现社会化和平民性的医疗保障体系的存在起到了十分重要的作用。

3 明清新安宫廷医官

明清新安宫廷医官特指从古徽州走出,在明清宫廷医疗机构任职吏目、御医、院判、院使的新安医者。他们源于徽州民间,凭借着较高的文化素养和高尚的医德医术,通过朝廷的征荐、考选等途径进入宫廷担任医官。明清新安宫廷医官任职期间,他们从事皇室宫廷医疗和中央医学教育等服务,还著书立说,积极与民间医学相互交流与融合,流动、对接官方与民间医疗资源,直接参与和间接影响了徽州乡村社会医疗;卸任后又积极参与民间医学活动,推动和影响着当地医学的发展,是明清徽州乡村社会医疗体系的重要组成部分,对明清徽州乡村社会医疗体系的影响深远。明清新安宫廷医官群体的形成,与新安地域文化繁荣、医学发达及商业兴盛等密切相关。

3.1 明清新安宫廷医官概况

徐江雁据陈可冀《中国宫廷医学》所收载医家名单统计,明清两朝参与宫廷医疗的医官人数之和为 387。[124] 笔者据《新安医学史略》《新安名医考》《祁门御医与名医》及《休宁名族志》,整理统计出明清新安宫廷医官共计 47 人。从人数上看,新安医家占明清两朝宫廷医官总数的 12%。从时间分布上看,明朝 35 人,清朝 12 人,明朝集中在嘉靖、隆庆和万历年间,清朝则是集中在康熙、雍正和乾隆年间。从各县的来源上看,以徽州祁门县为最多,计有 21 人,占近 45%。其余为歙县 12 人,休宁 8 人,婺源 3 人,绩溪 2 人,黟县 1 人。从任职职位上看,以吏目最多,最高官职为太医院院判。47 位宫廷医官均无世袭情况。

3.2 明清新安宫廷医官的选任途径

明清宫廷医官不属常选官之例,选任不由科举,其来源除官办医学机构外,常从民间征选医术高明者。明清新安宫廷医官的选任途径一般有征荐和考选两种。

3.2.1 征荐

征荐,是将朝廷的征召与地方官吏的举荐相结合的一种选用形式,也是明清太医院重要的选官途径之一。征荐宫廷医官的具体要求和做法是,民间医学人才在民间须有良好的医疗业绩与道德口碑,由地方官吏举荐给朝廷,再通过太医院考核,方可由吏部选用。即使征荐给朝廷者,倘若太医院的考核不通过,仍然要被发回原籍,而且原来举荐的官吏还要受到朝廷治罪。也有的因为在控制重大病灾过程中作出突出贡献或为皇家成员诊治疾病有功而被举荐至太医院供职。

明清新安宫廷医官通过征荐途径进入太医院者,有明朝婺源江湾的江一道,其兄江一麟任都御史时,督修漕淮上河,修漕工人因患瘟疫而死者较多,江一麟推荐其弟江一道前来救治,江一道救活甚多。[125]82由于江一道在此次瘟疫治疗中的贡献,特被举荐于朝,朝廷授其太医院吏目。明朝嘉靖祁门历溪的王琠,辨证施治常有独到之处,在嘉靖十一年至二十一年(1532~1542年)期间,往来于北京和祁门之间行医,恰皇子病重,诸医束手无策,中宦推荐王琠治之,王琠精心诊治,不久皇子痊愈,王琠因此被授直圣殿御医,名传京师。[125]100清朝康熙祁门十三都中涧的江之迈,攻儒精医,在江西浮梁为鄂都夫人治病,应手辄效,与鄂氏成至交,康熙五十二年(1712年)由鄂氏推荐至太医院任太医。[125]102清朝徽州的叶正芳,精儿科,后迁居江苏山阴,曹督林起龙欣赏其医术和才能,向朝廷奏荐,叶正芳被聘为太医院使,供奉内廷。[126]240

3.2.2 考选

明朝洪武中期开始,经考试入仕的制度盛行。朝廷为了有别于社会科举取士的考试,特地制定了针对入选太医院学生、医士和医官升补的系列考试制度,通过考试的方式使有真才实学的医户子弟任太医院官职。至明嘉靖时期,这一制度得以巩固与延续。嘉靖十二年(1533 年)议准,凡准考医人"通送礼部,督同本院堂上官,出题严考……遇有御医吏目员缺,将本房一等人员送部再考,择其术业精通、操履端谨者"。[127]383 隆庆五年(1571 年)奏准,凡医士吏目升补,"果有业术精通者、勤劳显著者",且任职内殿满 3 年,或外遣外差满 6 年,均可"开送礼部,霉实考试"。[127]384 通过这种考试制度进入太医院的新安医家代表者如明朝弘治祁门的胡田,其以生员任祁门县医学训科,后解药材至京,考中太医院御医。[126]142 胡田的族子胡铁,幼从父习医,行医于邑中及东流县,后抵北京,通过考试得授太医院吏目。[125]101

综上,医德高尚、医理精通、医术精湛、治验丰富,是明清新安医者得以被朝廷选任为宫廷医官的必要条件。徽州民间医家通过自下而上的举荐、考核等方式成为宫廷医官,对民间医者医德素养的养成、医术技能的提高,起到了示范性作用。

3.3 明清新安宫廷医官任职时的主要贡献

明清太医院制订了一系列宫廷医官知识的传习制度和考核办法,源自徽州民间的新安宫廷医官,一方面必须接受系统宫廷医疗的任期训练和严苛考核,如祭祀三皇和历代名医,以强化学术信仰和经典知识根基等;另一方面,他们在诊疗之余,还著书立说,并与民间医者密切联系,通过一定形式进行交流,推广官方正统的医学思想和诊疗方式,影响和促进着民间医学的发展。

3.3.1 徐春甫与《古今医统大全》的编撰

《古今医统大全》由徐春甫受命于嘉靖三十五年(1556 年)编撰成书。全书煌煌 100 卷,采录了明代中叶以前约 390 部历代医书和非医学古籍中的相关资料,分门别类,间参己见,是一部综合性医学类巨著。这是徐春甫在医官任职上所做的有益于医学的巨大贡献。参与该书的校阅者如支秉中、韩世贤、朱法、顾胤祥、黄凤至等人,后来都成为了隆庆二年(1568 年)成立的"一体堂宅仁医会"会员。

3.3.2 徐春甫与"一体堂宅仁医会"的创办

伴随徽商崛起、科第兴盛和宗族繁荣,明清徽州民间会社日趋繁盛,其中新安医者的群体活动也日渐活跃。隆庆二年(1568 年)春,新安宫廷医官徐春甫仿"以文会友,以友辅仁"之例,以诚意、明理、格致、审证、讲学、辨脉、处方、体仁、忘利、恤贫为宗旨,召集全国各地在京城行医的 46 位同仁(其中,徽州籍医家 21 人,除新安宫廷医官胡铁、吴世全之外,其余皆为在京个体行医的徽州籍医者,如汪宦、汪腾蛟、李应节、谢举元、徐良佐。[125]103 其他的还有来自北京、四川、浙江、江苏、福建、河北、湖北等地的医者),成立了中国历史上第 1 个民间医学团体,名为"一体堂宅仁医会"。他们立"医会会款""会约条款"22 项,对会友在学术探讨、医德风貌以及如何做一个合格的"苍生大医"的品行等方面,进行了规范。又列《传心要语》一篇,要求会友"'存天理,遏人欲',虚己待人,讲习讨论,晤有道高学博者以师事之",劝勉会友同道,要虚心学习,相互交流讨教,方能技德齐增。医会中的重要人物汪宦,是徐春甫的老师,早在一体堂宅仁医会成立 23 年前的嘉靖二十二年(1543 年)10 月,他即应徽州府儒医余傅山之邀,与吴洋等各县 9 位名医,在徽州府城乌聊山馆集体为门人讲学授课,集体讨论医学经典。这项活动既是一次新的带徒授课方式的改革与创新,又是一次学者学术交流的重要聚会。《论医荟萃》即是当时的讲稿及经验交流的荟萃本。汪宦还撰著了《医学质疑》《证治要略》《统属诊法》《六气标本论》等著作。在徐春甫在京为医官时,汪宦也在京行医,师徒平日的经验和思想交流,对徐春甫创立"一体堂宅仁医会"有所启发与影响。

徐春甫依托宫廷资源与权威,编撰具有历史影响的医学巨著,并通过创办医会的形式,传播官医正统医学思想,对民间医学的发展起到了积极的促进作用。

3.3.3 江子振与《黄帝内经素问吴注》的校阅

　　明清新安宫廷医官精通经典医学,是正统医学体系的代表。徽州民间儒医是新安医者精英,也是推动民间医疗精进的主力军。宫廷医官与民间儒医的学术互动,既有如"一体堂宅仁医会"这种学术团体的交流,也有诸多医家个体间的学术往来。

　　新安宫廷医官江子振与徽州民间儒医吴崐交往深厚,医学切磋密切。万历二十二年(1594 年),江子振携礼部儒士方可学、吴自忠及太学生、邑庠生、儒生等 22 人,校阅吴崐《黄帝内经素问吴注》,江子振校阅第 1 卷,方可学负责校阅第 2 卷和第 12 卷,吴自忠负责校阅第 7 卷。[126]132江子振充分利用宫廷医官的优势,携饱读医学、儒学经书之人,对《黄帝内经素问吴注》校注进行最后的校阅,对该书学术质量的保证和吴崐学术水平的提高均起到了重要作用。

3.3.4 吴谦与《医宗金鉴》的编撰

　　吴谦,清代徽州歙县人,曾在乾隆年间担任宫廷太医院院判之职。与张璐、喻昌并称为清初三大名医。乾隆四年(1739 年),吴谦受命与刘玉铎同为总修官,负责组织编修医学书籍。他们广泛征集全国家传秘籍及世传经验良方,对宫廷内库存藏书进行分门别类,删其驳杂,求其精华,补其不备,系统地加以整理编撰,历时 4 年于乾隆七年(1742 年)完成,被赐名为《医宗金鉴》。全书包括《订正伤寒论注》《订正金匮要略注》《删补名医方论》《四诊心法要诀》《运气心法要诀》《伤寒心法要诀》《杂症心法要诀》《妇科心法要诀》《幼科心法要诀》《痘疹心法要诀》《幼科种痘心法要诀》《眼科心法要诀》《刺灸心法要诀》《正骨心法要诀》和《外科心法要诀》,共 15 种,92 卷。其中,《订正伤寒论注》和《订正金匮要略注》为吴谦亲自编著,其余部分也多经吴谦审订、修改和补充。《医宗金鉴》是涵盖基础理论和临床各科、具有全书特点的医学丛书,书中各科心法采用歌括的形式,使初学者易于记诵。自乾隆十四年(1749 年)该书刊行后,常被作为教科书在民间流传,影响深远。

　　综上,明清新安宫廷医官在任期间,积极著书立说,又将官方医学与民间医学有机地加以结合,在历史上对中医学产生了深远的影响。

3.4 明清新安宫廷医官卸任后的主要作为

宫廷医官正常卸任后,多选择回归故里。明清新安宫廷医官卸任后亦荣归故里,在徽州本土继续大展作为,为家乡的医学发展发挥余热。

3.4.1 引领徽州乡村社会医德风尚

明清新安宫廷医官从徽州到宫廷,卸任后再回徽州民间,以其高尚的医德,精湛的医术,回馈故乡,引领徽州乡村社会医德风尚。明嘉靖新安宫廷医官王琠,在嘉靖二十一年(1542 年)荣归祁门故里,不仅筑造"五凤楼",展其因任职优秀而御赐的汉白玉石鼓和屏风,实地弘扬德才兼备的职业追求,并鼓励、支持当地医者提升著述能力,嘉靖二十二年(1543 年)帮助校正祁门医者李楼所著的《怪症奇方》,并于书后增补附录。[125]100清朝新安宫廷医官张明征,卸任后回籍开设医馆,四方求诊者众,其子盛昌,世其业,好义,有父风,邑人詹轸光说张明征"视天下犹一家,救路人如骨肉"。[125]11清朝新安宫廷医官程良书,少年习儒,后精于医,在军营服务,多次立功,经江苏巡抚薛某举荐封为五品医官,老年还乡婺源,继续医业,遇贫穷病人多倾囊相助,对重危病症,每天亲自登门看视,直至寿终而不倦。[125]82

3.4.2 增强徽州乡村社会医技实力

明清新安宫廷医官上承历代宫廷医学成果,广纳民间学术治验,兼收并蓄正统经典医学知识和地方医学特色,卸任回归故里后,将精湛医术传授给家族后人及门人徒弟,世代传承,造福民间。擅长妇科的新安宫廷医官江国龙最为突出,他卸任后回归休宁梅林,其妇科医术传至第四世孙江芝田时,医名大盛,"梅林妇科"远扬苏、浙、赣等地,求治者络绎不绝。[126]243江芝田之子江泽州、孙江莲舫、曾孙江少舫均在徽州业医,成为新安宫廷医官医术在徽州乡村社会世代传承的代表。新安宫廷医官程国瑞,休宁汪喆从其学,门人汪钰传其术。[125]104汪喆得其真传而尤擅妇科,著有《产科心法》,凡经诊者虽垂毙亦屡有获救者,一时大江南北推为"卢扁复出"。[125]136汪钰少年从新安宫廷医官程国瑞学,尽得其传,后潜心经典,著有《难经释义》,自制"避瘟丹"救治多验,周济贫苦,深为当地人敬重。[125]128

明清新安宫廷卸任医官的全面、优秀的医学素养,积极影响着徽州乡村社会的医疗。

3.5　明清新安宫廷医官现象的形成原因

明朝在北京和南京均设太医院(清代仅有北京宫廷设立太医院),需要大量医官为宫廷成员服务。除了这种客观需求之外,明清徽州文化的繁荣、医学的昌盛、儒医的辈出、徽商的兴盛、徽州医学在域外知名度的提高等,均是明清新安宫廷医官现象的形成因素。

3.5.1　徽州文化的繁荣

东晋、南北朝、南唐和南宋初年,中原士族曾 3 次大规模南迁,由于新安社会安定,很多大姓望族,先后迁入新安,不仅使新安人口大量增加,改变了新安的人口结构,而且带来了中原文化,促进了新安文化的发展。明弘治《徽州府志》载:"唐宋以来,郡邑始设学校,文学遂兴。"南唐李后主时(960～975 年),徽墨、歙砚驰名于世,新安文化快速发展,宋至清代则进入鼎盛时期,英才辈出,成为文化之邦,而有"东南邹鲁"之称的徽州学校之创设,尤以明清时期为众,此时学校林立,文社成群,因而使徽州文化出现了飞跃发展的大好局面。[126]9 明清两代,徽人著述的经史子集等类书共有 2486 部。仅歙县一邑就有举人 1532 人、进士 539 人,并有"兄弟丞相""父子尚书""连科三殿撰""十里四翰林""同科十进士"之誉。休宁县更有"状元第一县"之称。

新安文化教育的繁荣与发展,使众多受过良好教育者从事医学,大大提高了新安医学队伍的文化素养,也为新安宫廷医官队伍的形成提供了高素质的人才基础。

3.5.2 新安儒医群体的出现

自明代开始,科举取士、以儒入仕的风气盛行,促进了社会文化教育的发展,"光宗耀祖"成了读书人追求的终极目标。然而,读书取仕之路毕竟狭窄,获得功名者凤毛麟角,大多数读书人还是名落孙山。这些受过较高文化教育者,因医学的职业体现着"仁义道德"的儒家价值,加上传统教育中有着"不为良相,当为良医""为人者不可不知医"等古训,从而在再次选择职业时往往选择以医生为职业。徽州作为"程朱阙里""理学故乡",理学对新安儒医影响深刻,他们更加注重格物致知、即物穷理、务求明理的治学态度,著书立说,济世救人,从而促进了医学队伍文化素养的提高。这些儒生对于医学理论的悟性较高,再通过一定时间的临证实践,医术进步较快,成为名医的概率较大。再加之原先一起参加科举者所建立的人脉,因而,被朝廷征荐的概率也大大增加。原先的世医家族,在社会重视文化教育的氛围中,也注意家族继承者的文化教育,即使是接受族外徒弟,也会注意其受教育的程度而择善传带。因此,新安儒医群体的形成是明清新安宫廷医官增多的重要因素之一。

3.5.3 新安医学的昌盛

自宋代至明清近千年间,有史志记载的新安医家达 900 余位,其中绝大多数是在明清时期。据洪芳度《新安历代医家名录》统计,明清时期的新安医家有788 位(明代 203 位,清代 585 位),占总数的 84.2%;其中又有 344 位医家撰著各类医学书籍 627 种(明代 151 种,清代 476 种)。[128]明清新安医家中,有提出"营卫虚实论"和"参芪双补说"的汪机,有提出"命门动气说"的孙一奎,有提出伤寒"错简重订说"的方有执,有提出"理脾阴学说"的吴澄,有提出"养阴清肺法"治疗白喉的郑梅涧等。明清新安医著如南宋张杲的《医说》、元代王国瑞的《扁鹊神应针灸玉龙经》、明代徐春甫的《古今医统大全》、方有执的《伤寒论条辨》、吴崑的《素问吴注》《医方考》、孙一奎的《赤水玄珠》、江瓘的《名医类案》、清代汪昂的《本草备要》《医方集解》、程文囿的《医述》、吴谦的《医宗金鉴》、程国彭的《医学心悟》等,在中医史上都有重要影响。

明清时期新安医学的昌盛与发展,为新安宫廷医官的形成,提供了重要的学术基础。

3.5.4　徽商的兴盛

徽州处于万山丛中,山多田少,土地瘠薄,人口稠密,交通闭塞,农民多种地于山坡,大雨则山洪暴发,水土流失,稍旱则寡泽苗枯,农家事倍功半,粮食不能自给,虽然盛产木、竹、茶叶等土特产,但必须依赖市场的调节,经过商品流通,换取粮食,以谋求生存。他们为了谋生,不得不寻求出路,从事商业活动,这也成为新安人谋生的必然趋势。徽商至明清时期,达到了事业的顶峰,从沿江区域的淮、浙、楚、汉之间,扩展到滇、黔、闽、粤、秦、燕、晋、豫等地,民间有了"无徽不商""无徽不成镇"之称。徽州商业的兴盛与繁荣,为徽州文化和医学的发展奠定了经济基础。同时徽州商人散布全国各地,既利于促进文化的交流,也利于促进医学的交流。一些徽州文人和医生也随着徽商业务覆盖的地域而留下他们的足迹与影响。许多新安医家游历全国各地,求师访友,从事著作,出版医籍,得到了徽商的热情资助。[126]5新安医家的医德医术也随着徽商走出去,扩大了新安医家的名望与知名度,使朝廷对新安医家群体有了更多的接触与认知,从而增加了新安医家被朝廷征召为宫廷医官的概率。

3.6　本章小结

中国古代社会群体众多,医者作为一种特殊职业的社会群体,在不同的历史时期具有不同的内部构成和网络层次。不同阶层、不同信念的医者群体,将医学与当时当地的文化背景等因素糅合在一起,服务上至皇室权贵,下至乡野百姓,是社会医疗资源分配的关键性群体。

明清新安宫廷医官是应帝王等特殊人群的需求,历经严苛训练考核而成的卓越医学人才,是在严格的户籍制度约束下作为取仕途径应运而生的精英群体。这些被征荐考选的宫廷医官,从民间到宫廷,再回到徽州乡土,与民间医疗联系密切。他们追求医德高尚、医术精湛的职业精神,成为其他医者学习的楷模,对徽州乡村社会医疗产生了重要影响。

4 明清新安地方医官

明清新安地方医官特指明清时期在徽州官方医疗体系任职的医事人员，涉及徽州地方医学、惠民药局等相关机构的运营，其兴衰过程反映了明清徽州社会医疗保障事业的调控措施和演变趋势。在诸多关于新安医学研究的文献中，鲜有关于新安地方医官的研究。

本书依据徽州府县志书研究明清徽州官办医疗和新安地方医官，发现明初新安地方医官以救治贫病军民和应对瘟疫为主要事务。但其自明嘉靖逐渐废弛，清以后除婺源县外，均逐渐淡退历史舞台，随之而来的是民间多种力量的崛起，并取而代之成为徽州社会医疗保障的承担者。

4.1 明清徽州官办医疗及其运营概况

4.1.1 明清徽州府县医学

明初诏令"各布政使司各府，首领官医学正科各一员，各州医学典科各一员，各县医学训科各一员"，设置"医学"即地方医政机构。[129] 按王朝体制，明初徽州府设医学正科一员，各县设医学训科一员，正科从九品，训科不入流，均设官不给禄。[130-131] 清朝地方医官的品秩更低，俱未入流不给俸（《清史稿》卷一百一十六《职官志》）。

作为地方衙门的附属机构，明代徽州医学署与惠民药局常设置在一起，或医学为旧惠民药局，或医学设置在惠民药局之中，或医学与惠民药局合署为一。明初徽州府医学与惠民药局合署，"国朝即惠民药局为学，在东谯楼之东，厅事三间。"(明弘治《徽州府志》卷五《郡邑公署》)在明宣德年间,徽州府惠民药局位于府城的鼓楼前,但到了弘治二年(1489 年),因"事久因循,人不霑惠",于是知府彭泽整顿药局,重新开展医疗救助事业。嘉靖四十五年(1566 年),徽州府医学与惠民药局一起迁移到东门何刘二公祠右侧,直至清朝惠民药局建制被完全废弃,徽州府医学维持到清末(民国《歙县志》卷三《恤政志·院局》)。明朝歙县医学在紫阳门内,虽然尚不清楚设于何时,但到了明嘉靖后期,它处于废弃状态,至清朝时只保留了官医生的名目(民国《歙县志》卷三《恤政志·院局》,民国《歙县志》卷二《营建志·公署》)。休宁县医学设在县东的三皇庙前右处,明代有确切的记载,尚不清楚何时废弃(清道光《休宁县志》卷二《营建·廨署》)。婺源县医学明初设在县治左直街,后废弃,于弘治年间(1488~1505 年)以惠民药局为之,在县治南,前后堂屋各三间,门三间,后亦废弃(明弘治《徽州府志》卷五《郡邑公署》)。祁门县医学洪武十五年(1382 年)设立在县治左,后来僦民房舍(明弘治《徽州府志》卷五《郡邑公署》)。祁门"惠民药局在县治东边,屋三间,设官医一名"(明弘治《徽州府志》卷五《郡邑公署》)。绩溪县医学开设于洪武十五年(1382 年),但有官无署(明弘治《徽州府志》卷五《郡邑公署》)。后将治所设于县治西,"正德(1506~1521 年)中知县林錞重建,万历二年(1574 年)知县陈嘉策重修"(清嘉庆《绩溪县志》卷二《建置志·公署》)。绩溪"惠民药局在县前街右,屋三间"(明弘治《徽州府志》卷五《郡邑公署》)。黟县"惠民药局在县治东,洪武三年置屋三间,十五年设立医学就此为署"。嘉靖十八年(1539 年)毁,知县左翼移建于谯楼之西,后到清代废弃(明弘治《徽州府志》卷五《郡邑公署》)。

4.1.2　明清徽州府县惠民药局

明初推行惠民药局制度,"洪武三年(1370 年),置惠民药局,府设提领,州县设官医。凡军民之贫病者,给之医药。"[131]15地方惠民药局是政府设立的施惠于民的官办地方医疗机构,以疗救贫病军民和应对瘟疫为主要事务,其官员为太医院委派的提领、官医,职位低下,俱未入流。徽州府亦"遴选内、外科医提领二员,为制买药材发下本局日轮差。药生二名,修合成剂以给军民之贫病者"(民国《歙县志》卷三《恤政志·院局》),向平民病患提供医药救治,设置建制完整的惠民药局,休宁(清道光《休宁县志》卷二《营建·廨署》)、绩溪(清嘉庆《绩溪县志》卷二《建置志·公署》)、祁门(清同治《祁门县志》卷十四《食货志·恤政局》)、婺源(民国《婺源县志》卷五《建置》)、黟县(清嘉庆《黟县志》卷九《政事·公署》)皆设置惠民药局。

明洪武三年,徽州府惠民药局开设于鼓楼前,并"遴选内外科医提领二员为制裂买药材发下本局日轮差,药生二名,修合成剂以给军民之贫病者。"弘治十四年知府彭泽"措置药材,发局修合,贫病者逐日给领。"(民国《歙县志》卷二《营建志·公署》,民国《歙县志》卷三《恤政志·院局》),但到了嘉靖万历期间,这些机构因药物及经费来源缺失,基本被废弃,或者处于停滞状态。如《太函集》记载婺源县"岁大疫,甚者灭门"县令临时开设药局,"遍召良医,开局施药,都鄙就邑,乡遂分区。暴骨积户,悉施棺敛。遇老稚病殊死,僵卧路隅,命给食食之,寄养济院,质明四至收而养之四门。民间老稚无依,悉令有力者收养。"[132]可以看出明朝中后期惠民药局有名无实的问题,很多惠民药局都是在瘟疫中临时开局施药,瘟疫一旦结束,惠民药局就被忽视,直到下次瘟疫出现。

4.1.3　明清徽州医户世袭

明初沿袭元朝分定职业管理户籍的规定,"凡军、民、医、匠、阴阳诸色户,许各以原报抄籍内定,不许妄行变乱,违者治罪,仍从原籍。"[133]341强调从事医疗等技术工作的平民不得随意转变职业。明初的医户世袭制度不仅"许各以原报抄籍内定,不许妄行变乱",还须"在医籍人户,各以正枝一人为首,备查宗派立册。以后止据见在各户,核实造报",强调医户管理上须区分医户正枝与旁枝、远族的不同,并且只能以正枝一人为户首,其余"查备宗派立册",以此掌握医户衍变的真实情况。[133]346凡医户因生老病死,影响到其继承人,允许在其亲枝弟侄中选出一人以保持医户的延续,强调医药世家及医药技艺的传承,冀望他们拥有良好的医术,以此作为储备、选拔各级医官人才的重要依据。即使医户子弟选入太医院或者地方医学校者,"间有离任回籍等情,俱要赴部告明,给予定限。如私自逃回籍故违期限者,查革。"[133]356

然自明朝中后期起,医户世袭制度逐渐松弛。依据苏卫平整理的明初徽州医户数目统计表,发现明洪武(1368~1398年)间徽州各县医户记载详细,并且无甚谬误。[39]但到了弘治(1488~1505年)年间医户制度开始瓦解,仅有户数的记载,并且有着明显的差错。弘治以后,再没有对医户进行过户口统计,嘉靖《徽州府志》中已然没有了医户的记载。进入清代后,医户世袭制度不复存在。

4.2 明清新安地方医官的特征

4.2.1 以救治贫病和应对瘟疫为主要事务,代表朝廷履行医疗保障职能

与太医院等中央医疗机构相比,明代官办地方医疗设置比较笼统,分工也不甚明确。又因为明朝地方官医"设官不给禄",主要在地方惠民药局以行医售药为资,地方惠民药局基本囊括了地方医官的主要医事活动。而惠民药局是明政府设立的"凡军民之贫病者,给之医药"的官办医疗福利机构,平时由医官低于市价给予贫病军民医药,荒疫时参与政府组织的救治诊疗活动,按朝廷指令分发药物,施医赈济。[131]1748 新安地方医官的职责也基本如此,以诊疗贫病军民、救治瘟疫为主要事务,履行官方的医疗保障职能,在徽州社会医疗保障救助体系中发挥具体作用。如黟县知县王某赠"济世春台"匾额表彰黟县医学训科胡宗晟的医疗救助。[126]240 明代徽州人程敏政评价"医拯人之疾病夭瘥,以佐一邑仁民之政,其利害不小。况训科之官,所以领袖诸生,取决群疑,其举措尤不可不慎。"[134]

4.2.2 以明嘉靖为分水岭,经历由兴到衰的转折变迁

笔者在苏卫平研究的基础上,根据徽州府、县志上的记载,对明清徽州府、县医学正科训科人数进行统计,整理明清新安地方医官 50 位,并发现:徽州府县志书中关于新安地方医官的记载以明朝前中期的较为完整;除婺源县医学训科一直持续至清朝康熙年间和黟县有 1 名清朝医学训科外,其余府县医官全部集中在明朝洪武至嘉靖年间;医官均由本邑人担任,其中黟县有记载的 9 位医学训科均是黟县东隅万氏,其余 5 县的医学训科人是由不同姓氏的人担任。[39]

上述现象结合明清徽州官办医疗体系及其运营梳理,还可以得出徽州官方医政体制在明初发展兴盛,明初由于诏令设官医学,故在明前期徽州府和县都积极建立了医学和惠民药局,徽州官方医政体制的发展还是正常与兴盛的,虽

然医官的职位低下,既不入流也无俸禄,但仍有人在担任,代表朝廷履行救治贫病和应对瘟疫等医疗保障职能。但自明嘉靖后,情况发生了巨大的变化,由于固定处所、资金来源等缺乏而整体走向衰落,徽州府县官办医疗逐渐废弛,至清代,除婺源等个别地方外,新安地方医官基本淡退历史舞台。

4.3 明清新安地方医官兴衰变迁的原因

中国传统社会中以太医院为首的官方医疗机构设置既没有意愿、亦没有能力满足普通民众的医疗需求,数量有限的地方医官亦无法承担广大下层民众的医疗需求。民间医疗场域充满了力量、弹性、灵活性与自我调节能力,普通民众多从民间医家获得医疗服务。明清新安地方医官兴衰变迁的原因除了受中央政府医政因素的影响外,更主要的是明中叶后徽州社会内部发生变革,商业和宗族成为徽州社会的基本特征。宗族的制度保障,徽商的经济投入,民间医家的技术支持,民间多种力量的崛起并成为徽州社会医疗保障的承担者,增强了徽州社会应对疾疫的能力,减轻了贫病百姓的苦难和地方政府的负担。

4.3.1 宗族医疗体系的加强

徽州宗族社会形成于宋元时代,至明中叶形成其望族的基本特征,成为主导徽州社会的地方基层组织阵地。[135]据赵华富先生的研究,徽州祠堂的大规模建设是在明中期尤其是嘉靖时期。[136]徽州宗族正是在明中期走上了全面影响宗族成员生活的轨道。如休宁泰塘程氏宗族的族规家法规定在族长之下"立司礼一人,以有文者为之,俾相族人吉凶之礼;立典事一人,以有才干者为之,俾相族人之凡役事;择子弟一人为医,以治举族之疾;择有德而文者一人,以为举族之师"(《程典》卷十九《宗法典》)。鼓励族人学医和设立族医成为宗族体制的一部分。官方出于自身体系内部问题等多种因素,亦鼓励宗族建立社会保障体制,从此宗族开始有力地参与地方社会医疗事业,构建以"族医"体制为核心,宗族医疗救助与保障为特色的宗族医疗体系,在疗救贫病和应对瘟疫等徽州社会医疗问题上,逐渐弥补并取代了官方医疗的职能,新安地方医官制度因此日渐式微。

4.3.2 徽商富户的慈善义举投入

明中叶徽商崛起,贾而好儒的徽商以其财力优势,在创建义仓、灾荒赈济、救治贫病、应对瘟疫和捐助鳏寡孤独的社会弱势群体时,不惜倾囊而出,积极支持和大力捐助社会保障与社会慈善事业建设。针对大灾之后可能或已经出现的疫病流行情况,徽商在直接捐钱、捐粮、赈济灾民的同时,还不惜捐资为广大灾民采集购置药品,悉心加以救治。如万历十六年(1588年)徽州全境山洪后"疫大作",江村商人江希文"捐施医药,全活甚众"(清道光《歙县志》卷八《人物志·义行》)。又如雍正九年(1731年),寄籍江都的歙县盐商汪应庚,"作糜以赈伍佑、下仓等场者三月"。雍正十年至十一年(1732~1733年),江都江水迭涨,汪应庚又出金安集灾民,"随运米千石往给,时疫疠继作,更设药局疗治。雍正十二年(1734年),复运谷数万石,使得哺以待麦稔。是举存活九万余人。又于邻邑之丹徒、兴化,并输粟以济"(清道光《歙县志》卷八《人物志·义行》)。另外,颇有财力的富户,在灾荒中施药送医就更多了。如明代婺源县一曹姓富人"施药、施棺、施汤茗,岁以为常"(民国《婺源县志》卷十一《人物·义行》),将施药与施粥同样视为救济贫弱的措施。婺源程大防对"疾病不能致医者,为施方药,多所全活……邑侯重之,礼以宾筵"(民国《婺源县志》卷十一《人物·义行》),可见施药送医的救灾手段发挥的作用相当可观。

4.3.3 民间医家的医疗救助

由于宋以来徽州地区医学发达,又因明朝中叶徽商崛起,奠定了医学发展的经济基础,增强了对医学的社会需求和各地的医学交流,新安医学在明嘉靖至清末(1522~1911年)进入全面发展时期,形成身份多元、来源多样、行医灵活、庞大的民间医者群体。这些医家平时救治贫病医德高尚,瘟疫暴发之时更是主动参与,成为应对疫病灾害救助中不可忽视的力量。

如明嘉靖年间"祁门县内瘟疫流行,死亡相继,哭声载道",汪机"免费施治,救人不可胜记""久之求者益众,所应益博,活人至数万"。[137]仅仅汪机个人就"活人至数万",那么作为新安民间医家的群体,治疗病人的数量就可想而知了。汪机还通过著书立说的方式将疫病灾害的爆发和诊治记录在案,用以流传后世,以免"致临病而荒忙失措也",形成徽州民间医家治病救人,布施药剂,著书立说,授徒传医等相对固定的机制。随着时间的推移和医学技术的传承,这种机制也被传承下来,有着积极而又深远的影响。[138]

4.4　本章小结

明初在中央政府政策作用下,徽州府县积极建立地方医学及惠民药局,形成新安地方医官群体,他们具有良好的医术和地方影响力,负责地方医药行政、救治贫病和应对瘟疫,对明初徽州社会稳定发挥了重要作用。明中叶以后,官方主导的医政体系日趋衰退,新安地方医官群体逐渐淡退历史舞台。宗族、徽商、民间医家等民间力量积极参与,接替官方医疗职能,主导徽州社会医疗保障体系,助力明清徽州社会繁荣稳定。

5 明清新安族医

徽州古称新安,自秦置郡县以来,这里曾先后设新都郡、新安郡、歙州等。宋徽宗宣和三年(1121 年),改歙州为徽州,历元明清三代,统"一府六县",辖现在的安徽歙县、休宁、黟县、祁门、绩溪及江西婺源六县。新安医学系肇自宋元,徽州地域医家所创造的医学成就及地域医学文化盛于明清。

唐宋以降,中原世家大族迁入徽州,逐步形成徽州宗族组织的普遍存在和宗族意识的根深蒂固。明清徽州宗族对徽州社会各方面影响深刻,医学方面也不例外,医疗机制中引人注目的有族医的设立。明清新安族医特指在徽州宗族医疗保障体系中任职的医事人员,涉及明清宗族医疗救助、宗族互助、疾病预防等具体内容,反映明清徽州宗族医疗保障体系的构成。在诸多新安医学研究的文献中,鲜有关于新安族医的研究。本书梳理明清新安族医徽州宗族医疗保障体系的构成和特征,分析明清新安族医与徽州宗族医疗保障的成因。

5.1 明清徽州宗族医疗保障体系的构成

5.1.1 明清新安族医的设置

明清徽州宗族在族长之下设若干人员,协助族长分管宗族各项事务,其中设置族医成为徽州宗族管理体系的重要组成部分。如明朝万历休宁县泰塘程氏宗族宗法志规定在族长之下"立司礼一人,以有文者为之,俾相族人吉凶之礼;立典事一人,以有才干者为之,俾相族人之凡役事;择子弟一人为医,以治举族之疾;择有德而文者一人,以为举族之师。"(明万历《程典》卷九《宗法志三》)

清朝同治祁门县武溪陈氏宗族崇公家法还记录了宗族选择和培养族医的意义和标准:"立一人学医,以备老幼疾病。须择诸识方脉医术牙性之人,药料之资,取给于主事者。"(清同治《武溪陈氏宗谱》卷一《家法》)

祁门文溪莫氏也有类似规定,并视制度化族医设置和宗族司礼、宗族教育同为宗族管理的重要范畴:"故为睦族之法,祠祭之余,复置田多者数百亩,寡者百余亩,储其入俾族之长与族之廉者掌之,岁量族人所乏而补助之,其赢则以棺椁衣衾以济不能葬者、产子者、婚嫁者、丧者、疾病者。立典礼一人以有文者为之,俾相族人吉凶之礼,立典事一人以敦睦而才者为之,以相族人之凡役事;择子姓一人为医,以治举族之疾。族之富者立学以为教,其师取其行而文次之。"(民国《文溪莫氏宗谱》卷一《宗仪九篇》)

可见,明清徽州宗族在进行宗族管理时,充分考虑宗族人丁兴旺、瓜瓞绵绵的健康需求,新安族医执行具体的宗族医疗保障工作,为宗族成员提供看病治病服务,保障宗族成员的身体健康。

5.1.2　明清徽州宗族对贫病族人的救济机制

设置族医只是明清徽州宗族应对疾病的一个方面,徽州宗族还普遍设立多种形式的救济来保障宗族内贫穷病患的基本生活。如清朝嘉庆歙县桂溪项氏宗族分给条规中"妇人丧夫,年在三十六岁以内,无子守志者,给养终身。抚孤者,孤与母并给,孤照幼男式。孤年至二十一岁,并母亦停止不给,以孤成立当奉养也。孤或痴迷笃疾,则不与成立者比,给发。照议随时变通。"(清嘉庆《歙县规溪项氏族谱·凡例》)

又如清朝嘉庆绩溪县旺川曹氏宗族家训强调恤患难以周族:"按朱子《增损蓝田吕氏乡约》凡四条,患难相恤其一也。患难之事七:一水火、二盗贼、三疾病、四死丧、五孤弱、六诬枉、七贫乏,相恤则各以其事之大小缓急为差。而孤弱者,既为理赢资匮,尤必防察约束,无令长而不检,陷于不义;贫乏者,当助以财,佐其生计,或假货置产,俾徐偿以岁月。然必安贫守分,非泛及酗酒、赌博、游食之人,此犹仁之全、义之正业。"(民国《曹氏宗谱·家训》)

当部分宗族缺乏能力时,族中富裕之人也会履行这个义务,如婺源江湾人江应萃就做到"族亲鳏寡废疾者,馈养终其身。重建宋忠翼郎祠,助祭田。乾隆二年始行社仓法,首举社长。"(清光绪《婺源县志》卷二十八《人物》)

明清徽州地区有大量的义田、族田,这些族产不仅是宗族弱势群体的基本吃住保障,疾病也是其中的重要内容之一。如歙县棠樾鲍氏敦本堂拥有 1300 多亩(1 亩＝666.7 平方米)义田,分别属"体源户""敦本户""节俭户"三个税户,体源户的重点救助对象之一就是罹病的族人,体源户、敦本户规条记"四穷及废疾与体例相符,应给谷者,执事之人知会督总,给与经摺,孤子注明年庚,以备查考,再行给谷,以专责成……四者之外,有自幼废疾不能受室委实难于活命者,一例给发。"(清嘉庆《歙县唐越鲍氏宣忠堂支谱》卷十九《共议体源户规条》)又如黟县鹤山李氏家典中规定"今日之族有亲疏也,而自祖宗均爱之意推之,则颠连无告者在所当恤也。此吾何以反复义田之举,深觉其言之有味也。考文正当时义庄每人日食米一升,岁衣缣一匹,嫁娶丧葬皆有给助。今无大力者未易办此,然鳏寡孤独废疾亦当量有以资之。"(民国《黟县鹤山李氏宗谱·家典》)还有清嘉庆《歙县桂溪项氏族谱》中记载"睦族敦宗,乡间是尚,恤茕赈乏,仁义其滋。里中义田之举,所以嘉惠通族之茕寡孤独废疾者,至优至渥,诚善事也。"(清嘉庆《歙县桂溪项氏族谱·凡例》)

明清徽州宗族还对义仓救济对象加以详细约定,如绩溪县南关许余氏规定"凡家贫孤儿寡妇与疲癃残疾,及年壮遇灾遇病、素行归真、衣食无赖而无服亲者,祠董拨祀租以赈之。如祀租无余,于合族上户及其近房派送月米。在节妇则尤当加礼,其寡妇与疲癃残疾俱振之终身。孤子、病人以年长病好为度,孤子日后发财,则捐资为义田义仓以济后之贫者"(清光绪《绩溪县南关许余氏惇叙堂族谱》卷八《家训》)强调受宗族义仓救济的族人,倘若日后发家致富,需捐资创设义仓以救济其他贫困族人,以此持续、普遍救济宗族内病患等弱势族人。

可见,明清徽州宗族救济贫病族人的细则清晰,对贫病族人的救济经常化和制度化,超越了偶然的、单纯的济贫性质,发挥了较好的宗族医疗救助功能。

5.1.3 明清徽州宗族的医疗互助机制

明清徽州宗族的救助机制不仅是经济上的重新配置,更重要的是通过族人之间的互助来睦族收族,视救助贫病弱势族人是宗族及其他族人义不容辞的义务。明代休宁县泰塘程氏宗族不仅从宗族层面用族产救济弱势人群或经济匮乏之人,"凡同族者,自十亩百金之家以上,随其财产厚薄,岁出银谷以为积贮,俾族长与族之富者掌之。立簿二本,籍其数,以稽出入,岁量族人所乏而补助之,其嬴则为棺椁衣衾,以济不能葬者",还在宗族内部实施"若嫁娶者、产子者、死丧者、疾病者、患难者,皆以私财相赠"(明万历《程典》卷九《宗法志三》),互相帮助使族人渡过难关。

又如清朝宣统休宁县富溪程氏宗族祖训家规强调周恤是宗族事务之先,"孤弱者扶植之,贫乏者济急之,污枉者申明之,疾病者滋养之,急难者救援之,死丧者赙助之。无适而非,此心之发,中恕之道也。夫恤者,恤众也。于众若是,其孝友、睦姻、亲贤之道可知矣"(清宣统《富溪程氏祖训家规封邱渊源合编》)。类似上述对宗族成员进行互助与周恤的安排,在其他相关类型的宗族公约中均有体现,父子、邻里、兄弟等关系中都有在疾病方面互助扶持的要求。

可见,宗族的血缘关系形成了有利于群体互助,或以宗祠、义田等体系为核心,或以宗族内部互助为主要行为,基本实现了明清徽州宗族的医疗保障。

还需要关注的是,明代以来人痘接种法逐渐流行,但是其费用相当高昂,以单个力量进行这种活动是很困难的,因此虽有了较为有效的预防方法,但难以推广。在徽州地区,为了达到预防天花的目的,明清徽州宗族内部往往联合起来进行接种以降低费用。[39,80]清朝詹元相在《畏斋日记》中就提到其家族曾于康熙四十年与康熙四十五年两次请神痘张穆仙先生和神痘先生庐源詹汉麟宗兄来放痘苗,详细的种痘记载显示宗族的集体行动取得了良好的成效,这一行为也是减少当时对儿童生存产生极大威胁的天花的有效手段。[139]

综上,明清徽州宗族构建了以族医体制为核心、宗族救助与族人互助、疾病预防机制为特色的宗族医疗保障体系,保障族内患病者的基本生活和有效医治。这一体系既是徽州宗族生命延续与身体健康的坚强保障,也是徽商辉煌、宗族发达与文化昌盛的重要基石。

5.2　明清新安族医与徽州宗族医疗保障体系的特征

5.2.1　明清新安族医以救治宗族老幼为主要事务,代表宗族执行初步的医疗保障工作

设置族医是明清徽州宗族医疗保障体系的重要标志,族医由本族人专职担

任,为本族人提供医疗服务,"以备老幼疾病"和"治举族之疾"是新安族医的主要事务,代表宗族执行初步的医疗保障工作。如明朝汪道昆在《太函集》卷三十一《世医吴洋吴桥传》和《赤水玄珠·序言》中多次提到当族医无法解决疑难杂症时,还是要另请名医诊治,作为宗族医疗资源的补充。

因为徽州宗族都鼓励和扶持宗族的业医之人、行医之家,各族如此,世代如此,使新安医学父子相袭、兄弟相授、祖孙相承、世代业医的家族链现象十分明显,形成学有所传、业有所精、各科齐全的新安世医群体。虽然明清新安世医的服务对象不仅仅局限于宗族或家族成员,但它产生并根植于徽州发达的宗族组织土壤中,具备鲜明的宗族性和伦理性,可以说是隐性存在的新安族医,为宗族医疗体制奠定了良好的人力资源基础,有助于宗族应对可能发生的各种疾病。[140]

5.2.2 以明嘉靖为分水岭,徽州宗族医疗保障逐步接替了官方医疗保障职能

笔者的前期研究对明清徽州府、县医学正科和训科的人数进行了统计,并整理了明清新安 50 位的地方医官,发现徽州府县志书中关于新安地方医官的记载以明朝前中期的较为完整;除婺源县医学训科一直持续至清朝康熙年间和黟县有 1 名清朝医学训科外,其余府县医官全部集中在明朝洪武至嘉靖年间。[141]结合明清徽州官办医疗体系及其运营梳理,还可以得出徽州官方医政体制在明初发展兴盛。明初由于诏令设官医学,故在明前期徽州府、县都积极建立了医学和惠民药局,徽州官方医政体制的发展还是兴盛的,但自明嘉靖后,情况发生了巨大变化,由于固定处所、资金来源等缺乏而整体走向衰落,徽州府县官办医疗逐渐废弛,至清代,除婺源等个别地方外,新安地方医官基本淡退历史舞台。

徽州宗族正是在明中期走上了全面影响宗族成员生活的轨道。鼓励族人学医和设立族医成为宗族体制的一部分。官方出于自身体系内部问题等多种因素,亦鼓励宗族建立社会保障体制,从此宗族开始有力地参与到地方社会医疗事业中,构建以族医体制为核心、以宗族医疗救助与保障为特色的宗族医疗体系,在疗救贫病和应对瘟疫等徽州社会医疗问题上,逐渐接替了官方医疗保障职能。

需要补充的是,明清徽州地区的宗族医疗体系与官方意志并不冲突,事实上二者相互补充,相得益彰。明中叶后,虽然官方医疗保障体系逐渐式微,但其养济院、义冢等机构还在持续运行。最关键的是地方官员通过推行宗族乡约化,将乡约与宗族结合起来,把宗族纳入乡约系统。明代的宗族乡约化,相当程度上是官府与宗族在维持基层社会秩序方面的共识,即互相依托、互相支持,促使宗族组织化,促进宗族与官府的良性互动关系。

5.3 明清新安族医与徽州宗族 医疗保障体系的形成原因

明朝嘉靖后,徽州宗族开始有力地参与地方社会医疗,构建以"族医"体制为核心、以宗族医疗救助与保障为特色的宗族医疗保障体系,逐渐接替了官方医疗保障职能。其形成原因除明清徽州宗族继承了中原传统宗族保障制度,徽州山多田少,贫困族人的医疗需求旺盛外,更是明朝中叶徽州社会内部发生变革,官方引导宗族建立徽州基层社会医疗保障的结果。

5.3.1 明朝中叶徽州社会内部结构的影响

徽州多山,被群山封锁与外界隔绝的徽州是衣冠巨族迁入避乱的理想世界。徽州衣冠巨族在迁移之前,宗法组织严密,移住徽州后仍保持原来的宗族组织,聚族而居。正如清代程且硕记载"徽俗士夫巨室多处于乡,每一村落,聚族而居,不杂他姓。其间,社则有屋,宗则有祠,支派有谱,源流难以混淆。"[142]

中原士族在徽州复制的宗族生活是酿造程朱理学的酵母,程朱理学又加固了徽州的宗族秩序。宗族聚居与尊崇理学构成了徽州特殊的人文环境,形成了以儒家伦理为规范,突出宗族血缘和地缘关系,强调宗族政治、经济地位和族众凝聚力的宗族观念。宗族观念和理学第一成为徽州社会的普遍心理特征,徽州也因此而被誉为"东南邹鲁"。

徽州山多田少,田地价贵。在徽州山区争夺生存空间的竞争中,宗族需要财力保障。明朝中叶商品经济有了很大的发展,徽人"业贾者什七八",宗组织对徽商经营给予强有力的支持,徽商迅速崛起,并为宗族建祠、修谱、置族田、办族学提供资金。

综上,在地理区位、文化与经济要素的互动中,中原士族完成了向徽州望族的变迁,同时也完成了徽州区域社会向宗族社会的转变,聚族而居的徽州宗族组织群体,其自身的一大特征就是可以作为乡村社会的控制系统。随着聚族而居和宗族组织的发展,徽州宗族在明中期走上了全面影响宗族成员生活的轨道,族权已具有了相当大的规模和固定的形式,其作用也日益加强,族长主持族内祭祀大权,支配宗族族产,经济上自助自救,管理族内事务,处理宗族纠纷,教育宗族子弟,宗族精英积极参与和管理地方社会事务,并建立社会救助性质的宗族保障体系,包括宗族医疗保障内容。[86]

5.3.2 明清里甲制和保甲制的影响

明清两代中央政府设置里甲制和保甲制,作为控制乡村社会的基层组织。[143]一方面,在自给自足的自然经济条件下,明清徽州呈现高度分散聚居和闭守隔离的状态,无法完全按照十进制的户、牌、甲、保的保甲制统一编制。另一方面,保甲制以地缘为基础划分,而宗族则兼有地缘和血缘的基础,因而保甲的划分编制有相当部分与宗族的房支重合。[144]

而利用徽州宗族组织,结合地方保甲,对不同阶级不同等级的族众实行联合控制,既适应了徽州基层社会的伦常需要,也有利于中央统治的巩固。因此,明代以降,中央政府承认宗族在地方上的权力,并把一部分行政权、司法权和审判权交由族权行使,使族权部分具有了政权的性质。于是宗族在维持地方秩序、推行教化、培养科举人才、征收赋税、社会保障等方面,或以言行开导族人,使乡风大变;或凭礼教约束族众,使奸盗屏息;或在祠堂举行宗族祭祀,风化传播封建孝道婚丧等礼节习俗,扮演着国家政权的基层组织的角色,发挥了支持和完善国家政权的职能,包括建设宗族医疗保障体系。

综上,明清徽州呈现出国家法定的正式组织即里甲、保甲和非正式组织宗族等互相结合的态势和良性的配合互动。[145]明清徽州宗族积极管控族人,进行族中济贫和宗族保障等,主动设置族医,积极建设宗族医疗保障体系,促进了明清徽州政治、经济、文化的稳定发展和社会保障的有力实现。

5.4 本章小结

明清新安族医是徽州地区从官府医疗保障向以"族医"为核心的宗族医疗保障体制转变的结果，是官方引导宗族建立徽州基层社会医疗保障的重要体现。在地理环境封闭、文化底蕴丰厚的明清徽州，在明代中叶以后的社会结构变迁与转型中，政府出于维持基层社会秩序的考虑，承认并引导宗族逐步接替官方医疗保障职能，设置新安族医，构建徽州宗族医疗保障体系，实施宗族救助、互助和义诊施药等方式，保障族内患病者的基本生活和有效医治，建立疾病预防机制，宗族组织联合接种等，有效预防了传染病的产生与传播。

6　明清新安世医

明清新安世医是指行医三代以上的徽州籍医家。作为明清徽州乡村社会的重要医者群体,明清新安世医在徽州乡村社会医疗体系中发挥了举足轻重的作用。明清新安世医在明朝嘉靖年间形成学有所传、业有所精、各科齐全的世医群体,总体人数不少于300人,占明清新安医家总数的1/3。明清新安世医特征鲜明,呈现医而好儒、医儒兼通的文化气质和理论有渊源、临床有真授的专业素养。明清新安世医的形成是明初世医制度、明中叶徽州宗族医疗保障及明清徽州社会尊医贵儒等多因素共同作用的结果。

6.1　明清新安世医概况

6.1.1　明清新安世医的人数及规模

新安医学父子相袭、兄弟相授、祖孙相承、世代业医的家族链现象十分明显。童光东统计从宋至清末新安医家以三代或三代以上相传的家族链达50多条,记录名医250余人,并认为还有相当一部分医家家族链记述医家不清或不详,如海阳丁氏自宋业医,明朝嘉靖以前医家记述不清,嘉靖时医家就有丁绳、丁瑞、丁攒、丁云鹏4人,从宋到嘉靖至少400年,以20年为一代出一名医家,也有20多位医家。[118]再如歙县黄氏妇科,先祖黄孝通从南宋孝宗时就以擅妇科著名,传到十七世黄予石,以前医家皆无从考,如一世出一位医家,黄予石以前就有十几位医家,况且还有一世业医不止一人。如果包括医家家族链中记述不清的医家,其医家数目更为可观。冯丽梅统计新安世医家传三代以上的有

63 家,涉及 316 人,其中明清世医 54 家,医家 286 人,且认为这其中还未包括只有两代子继父业或祖术传孙者。[3] 王键统计北宋以来新安世医家传三代以上至十五代乃至三十代的共有 139 家,名医达 300 余位。[146]

综上,庞大的明清新安世医群体确是客观史实,明清新安世医群体的具体人数难以精确,但不少于 300 人,占明清新安医家总数的 1/3。

6.1.2　明清新安世医的时空及科属分布

明清新安世医渊源于北宋。北宋歙县名医张扩(1054～1102 年),经张挥、张彦仁医术代代流传,到第四代张杲以儒医鸣世,著成《医说》十卷。张氏三代 5 人行医,享誉医坛,是徽州最早的医学世家。张氏医学后由"满田张"分支传到"定潭张",在明朝嘉靖年代张守仁传承十四代,久盛不衰至今。南宋孝宗时御赐"医博"的歙县名医黄孝通,医术递传,十四代孙黄鼎铉,十七世孙黄予石,予石之子序庭、孙惠中、曾孙应辉、玄孙鹤龄、黄竹泉到黄从周等均继承家学,相继二十五代,历经 800 余年至今,是新安医学史上延续时间最长的医学世家。

明清新安世医高密度、成规模地涌现是在明代以后,尤其是在明朝嘉靖以后逐步形成学有所传、业有所精、各科齐全的世医群体,特别是出现了吴正伦、余午亭、郑于丰、郑于蕃、程时彬、李文意、曹启梧等为开山祖的庞大医家家族链,其中一代往往五六个子孙并业于医。从起家时间上分析,以清代为开山祖的世医人数是起于明代的近 2 倍。从各县来源上看,歙县世医最多,近 100 人,其次是婺源近 60 人,再依次是休宁、黟县、绩溪、祁门。

明清新安世医在家族世代相传的过程中逐渐累积起业有所精的专科特色声誉,涉及科属广泛,如歙县的"王氏医学"(内科)"澄塘吴氏医学"(内科)"黄氏妇科""江氏妇科""正口妇科""南园喉科""西园喉科""蜀口曹氏外科""野鸡坞外科""吴山铺伤科""富堨内科""江村儿科",休宁的"舟山内科""西门桥儿科""梅林妇科",黟县的"三都李氏内科",祁门"胡氏伤骨科"等。

6.2 明清新安世医的特征

6.2.1 文化素养

古徽州教育发达,学研风气浓厚,有"程朱阙里""东南邹鲁""儒教圣地"的美誉。在浓郁的儒风浸润下,明清新安世医研习儒学、博通经史,呈现出医而好儒、医儒兼通的典型文化气质。

首先,明清新安世医自幼普遍受儒,博经通史,具有深厚的儒学底蕴。如清朝乾嘉年间歙县程文囿出生于世医之家,少业儒,博学工师,20 岁始究心医术,临证之暇著《医述》,其弟程文苑、程文荃,其子程光墀、程光台均以医为业。[125]47又如清朝道光年间婺源名医王廷元,12 岁即诵遍四书五经,著《内经探微》并将所学理论用于临床,次子炳照,孙及曾孙皆世医业。[125]66再如清朝婺源名医黄文昭,15 岁时已诵读十三经诸书,深谙儒学,继承祖传五代之医技。[125]83

其次,明清新安世医青年时期多致力于科考。有科考不利转攻医学成世家开山祖的,如明代婺源名医游延受,初习儒业,屡试不售,改从医道,医术渐精,族子希大,得其真传,子守正,孙公庆、公甫,皆以医闻名。[125]64明朝嘉靖万历年间歙县的余淙攻举子业不成,遂专志于医,子余时雨、余小亭、余仰亭,孙余幼白,曾孙余士冕皆业医。清代歙县的方国梁,幼业儒,因科举赴试失意,乃搜集民间单验方,专治外科疾病,世代相传,因其居于杭徽古道旁的野鸡坞,而被称之为"野鸡坞外科"。[125]13又有出生世医之家坚持科考的,努力实现医与儒之间的良性循环与转换,以医儒兼济作为折中的家族发展策略。如明朝嘉靖万历年间的歙县吴正伦医术高明,其孙吴昆、曾孙吴冲孺、玄孙吴楚等承其学,均为新安名医。吴氏家族从来没有动摇过通过科举获得成功的整体性目标,其子弟在青年时期多致力于科考。吴昆"越十年,以举子业不售",在"里中长老""古人不得志于时,多为医以济世"的劝导下,"投举子笔,专岐黄业"。[147]175甚至在行医的同时,还在继续参加科考,如吴楚《医验录初集》陈述自己"己未年(1629 年),余就馆于广陵,习静课徒,屏绝医事",然"辛酉(1681 年)之秋,文战又北……今所遇穷矣,何弗变而通之,良相良医皆吾儒事也。"[148]

再次,明清新安世医日常多从事读书注经、吟诗作画等文学活动,充满着文人风雅气息的日常交往,呈现出一种独特的文化型世医形态。如明朝嘉靖万历年间休宁世医丁瓒,继祖业治病每有奇效,又善书画,有米、倪之风。清朝嘉庆道光年间的歙县程杏轩出生于世医之家,少业儒,博学工诗,有诗抄两卷,同时人鲍桂星誉其擅潘陆之诗名。[125]117 郑氏喉科于丰后裔郑沛,兼工篆书刻印,得徽派正传,镌有《十琴轩黄山印册》等。清休宁世医汪文绮承家学渊源,习医爱究底蕴,其性好读,博涉如攻举子业,尤喜为诗。[125]133 综上,明清新安世医在创家业、继祖业行医的过程中深受儒家思想涵育,重文、好儒、勤著述,以儒入医、医儒兼济,把医学作为实现其济世活人的方式,"无分贵贱,叩无不应"地行医救人,还常担负起"饲饥絮寒,埋黄掩骼"的地方社会慈善救济的责任,深刻形塑着徽州民间医疗场域的运作规则与道德约束。

6.2.2　医学素养

明清新安世医良好的社会美誉度,既来自于专科治疗方面的独创性声誉,又来自于基于临床实践的中医经典把握。理论有渊源,临床有真授的深厚医学素养是新安名医世家生命力之所在。

首先,在个人行医生涯中,明清新安世医普遍钻研医药典籍,穷探医理。如新安世医程文囿称"诸《灵》《素》《难经》、仲景而后,如河间、东垣、丹溪以及历朝先哲,卓然成家者指不胜屈。其间虽纯驳不齐,苟能采其菁华,遗其糟粕,何莫非后事之师乎?余弱冠即究心斯道,寝食于兹者数十余年。每于临证之暇,取先正之书,反复披阅,语有精粹,辄随札记。岁月既深,卷帙遂多,纷纭杂沓,因重为编次,分门别类,列为 16 卷,题曰《医述》。"[149] 还有至今仍影响着中医经典研究的明代歙县世医吴崑《素问吴注》24 卷,是继全无起、王冰后,通注《素问》的第 3 家,并且探讨王冰注释《内经》的多处条文,注文彰明经旨,个人见解深刻,具有很高的学术价值。

其次,在培育子孙医学能力的过程中,明清新安世医不仅要求熟读甚至亲自编撰简单实用的医学通俗教材。如明朝嘉靖歙县世医程伊将所收诸家方剂编成歌诀形式的《释方》作为家族子弟的医学入门书籍,以利记诵和临床应用。他还强调不能仅仅满足于家族世代相传的某一专科技艺,还必须研习《黄帝内经》《伤寒论》等医学典籍,强调扎实的中医经典理论,才能使医技更上一个层级。如明朝成化歙县世医陆晓山据黄仲理《伤寒类证》初编成册,其子陆彦功自幼研读父亲手稿,成名后仍经常习之,后又结合他自己的经验,补入许多后人方剂和个人经验药方,两代人编撰而成《伤寒类证便览》11卷,颇有发明。这种采众家之长,集于一身,传于后世,使子孙有章可循,提高了新安世医家族传承的学术水准。

综上,明清新安世医重视深研医学典籍,穷探医理,在注释经典医著的过程中亦结合自身长期医疗实践的领悟,在临床实践中知行合一。笔者整理发现明清新安世医基于临床实践领悟的医学著述约200种,占明清新安医著总数的1/4。著述内容既有传承中医经典文献、创新性的学术发挥,又有源于家族临证经验的总结、原创性的学术见解,更有取自多地的民间效方和推广应用的学术总结,具有很强的实践指导性,充分反映了明清新安世医扎实的医学理论素养和丰富的临证经验。

6.3　明清新安世医现象的形成原因

明清新安世医现象的形成是多因素的结果,既与中央政府的医政制度相关,又与明清徽州社会特殊的地理、人文环境相关,是徽州儒家精神文化、徽州宗法制度、徽商经济等共同作用的结果。

6.3.1　明初世医制度的影响

明初沿袭元朝分定职业管理户籍的规定,"凡军、民、医、匠、阴阳诸色户,许各以原报抄籍内定,不许妄行变乱,违者治罪,仍从原籍。"[150]341强调从事医疗等技术工作的平民不得随意转变职业。明初的医户世袭制度不仅"许各以原报抄籍内定,不许妄行变乱",还须"在医籍人户,各以正枝一人为首,备查宗派立册。以后止据见在各户,核实造报",强调医户管理上须区分医户正枝与旁枝、远族的不同,并且只能以正枝一人为户首,其余"查备宗派立册",以此掌握医户衍变的真实情况。[150]346凡医户因生老病死,影响到其继承人,允许在其亲枝弟侄中选出一人以保持医户的延续,强调医药世家及医药技艺的传承,冀望他们拥有良好的医术,以此作为储备、选拔各级医官人才的重要依据。即使医户子弟选入太医院或者地方医学校者,"间有离任回籍等情,俱要赴部告明,给予定限。如私自逃回籍故违期限者,查革。"[150]356基本上我们可以将医户之家视为世医之家,因为他们在明初被确定为医户,多在宋元以医起家,且有一定的医名,代代相承,形成在中央和地方具有显赫地位的医官世家,几代同官太医院或地方医学的现象较为普遍。

　　明代新安世医有家族成员任职于太医院或地方医学。如明成化弘治年间歙县的陆彦功,其家族世以医鸣,陆家医术传至陆彦功时确已达到较高水平,且以治病救人为务,不贪利,使其医名益显,传至京城,于成化中期受召入太医院。陆彦功的父亲陆晓山,儿子陆厚载,外甥张政鸿、吴以顺等皆为医。又如黟县东街万氏,"世居于此,历传至曰高甫者,以医鸣于时,国朝洪武二十四年辟授医学训术,子曰友仁,洪武三十年袭职。友仁子曰腾远,永乐十三年袭职;腾远弟曰腾懋,永乐二十二年袭职。腾懋侄曰文清,天顺三年袭职,子二:曰贯、曰硕,俱敦义睦族,乡人颂之。贯子曰盛,正德四年袭职。硕子二,长曰芳,有善行,尤精于医,活人不责其报……芳子二:长曰赐善,承祖父之志,益振前业;次曰福嘉,嘉靖二十九年袭医官职,有儒雅,缙绅咸推重之。"[151]618~619显然,黟县万氏自洪武到嘉靖,医家辈出,是典型的医学世家。又如婺源程德玄,有学行而邃于医,历仕宋太祖、太宗、真宗,官至翰林院大学士,其七世孙程约,以医鸣,十八世孙程思政,太医院医士;十九世程璇,医官;二十世程晟,医官;二十一世程勉,医官。[151]74毫无疑问,程氏家族自宋代至明代,数代为医,自然是医学世家。再如,祁门胡亶"绍兴间精通医训,授太平州助教。九世曰怀忠,乾道间以医授柳州助教;十一世曰潜,淳祐间由医学训术授安仁簿,复判通州。"[151]310此亦表明胡氏为祁门医学世家。

　　明朝中期以后,社会矛盾逐渐积聚,政府财政出现困难,于是从明朝英宗正统年间始,捐纳制度再度盛行,允许士民向国家捐纳钱粮以取得爵位官职。太医院医官的职位,也可以通过捐纳获得。"太医院见在食粮医士,累考下等,未经冠带者,纳银二十两,给冠带。原系医籍户下子弟,报册未经补役者,纳银三十两。民间子弟,纳银六十两,俱给与冠带。"[151]649这改变了正常的医学人才选拔程序,医官职位皆可纳银取得,导致太医院和地方医学冗员游塞,世医之家则失去了向上流动的渠道,大批世医家族成员也逐渐退出官方医疗体系,回归地方社会,在民间医疗中重新寻找自己的价值和定位,世医家族成员越来越呈现出向儒的倾向。然而,科举的不成功与经济状况的窘迫,又不断地把新安世医家族成员从儒拉回到医的轨道,并终生都在医与儒之间徘徊挣扎。而事实上,这两个原因之间是密切相连、互为因果的。

清朝世医制度消亡,但世医在民间仍然活跃。如清朝婺源的张明征,因世精岐黄之术而得授太医院官,后回籍开设医馆,四方求治者纷至沓来。其为人宽厚,救治贫病者不问姓名以绝图报,邑人詹轸光谓他"视天下为一家,救路人如骨肉",其子张盛昌继其医学,且保持了侠义行善的优良传统。事实上,因为历代行医,而且名医辈出,明清新安世医在徽州乃至江南一带都是备受尊敬的,拥有较高的社会声望和广泛的社交网络。

6.3.2 明朝中叶徽州宗族医疗保障体系的影响

唐宋以降,中原世家大族迁入徽州,徽州宗族组织的普遍存在和宗族意识的根深蒂固,奠定了新安世医家族链稳固和发达的社会基础。一方面,宗法制首要的尊祖原则,强调子承父业即子承父志,承家学不致失传并示于后世,是子孙的义务与孝情,这其中自然也包括医家子弟。另一方面,宗法制兴族旺人的健康需求,也使鼓励和保护医家世代业医成为必然。

至明朝中叶,徽州宗族成为主导徽州社会的地方基层组织形式,全面影响了宗族成员的生活。宗族出于为族人看病、治病的需要,规定族中须有人学医,构建以"族医"体制为核心、宗族医疗救助与保障为特色的宗族医疗体系。[79]如祁门陈氏在明顺天元年(1457年)所立《崇公家法三十三条》中规定"立一人学医,以备老幼疾病。须择诸识方脉医术药性之人,药料之资,取给于主事者。"休宁泰塘程氏宗族的族规家法规定在族长之下"立司礼一人,以有文者为之,俾相族人吉凶之礼;立典事一人,以有才干者为之,俾相族人之凡役事;择子弟一人为医,以治举族之疾;择有德而文者一人,以为举族之师。"族医成为宗族体制的一部分,客观上鼓励和造就了大批新安世医。族医的机制,在某些宗族族规中是有明确规定的,也有的宗族是隐性的,由族中头面人物出面,鼓励族人学医,或在族规中明载之。如歙县槐塘程氏是徽州望族,族长重视家族医学的传承及继承人的培养,程衍道任族长期间,既是族长又是名医,德高望重。他们不仅著书立说传承医学,而且言传身教,代代目见亲临相授,形成宗族世医的影响。宗族这种鼓励学医的态度,不管学成者担任专职族医还是非专职族医,都有助于宗族应对可能发生的各种疾病,同时建立起社会救助性质的宗族保障体系,形成了宗族生命延续与身体健康的坚强保障。

6.3.3　明清徽州社会尊医贵儒的影响

明清时期商品经济的繁荣发展,宋明理学带来的儒学世俗化、社会平民化与科举教育普及等诸多社会因素的变化,促使徽州宗族对传统的四民职业观的认识发生了变化。明清新安世医家族将成员的职业生涯规划与选择视为在科举竞争激烈的大环境下的一种权宜、变通策略,是科举失败、入仕无门后退而求其次的治生选择。在徽州宗族社会中,养亲、孝道、睦族的观念和为人子者,不可不知医的思想深入人心,在照顾父母之时,不断接触医学知识,有的人就因此走上了医学之路。尚儒的徽州社会尊重"不为良相则为良医"的职业观,看病施救是行仁术的良好方式。汪道昆曾在吴崑的《医方考引》中说:"今人业医者,则吾郡良。吾郡贵医如贵儒,其良者率由儒徙业。"[147]3医学既没有商业初创时期的筚路蓝缕,也避免了儒士生涯的沉浮跌宕,加上儒家文化"不为良相,必为良医"的事功思想与敬天法祖的宗法观念,以及"书中自有黄金屋"与"万般皆下品,唯有读书高"等传统思想的影响,最终促成了新安医学的繁荣与以家族为纽带的世医传承方式。

6.4　本章小结

明清新安世医因医技精湛、医德高尚备受百姓爱戴,民间对其常有"一帖""一剂""国手""奇士"等美称。如清道光、咸丰年间,徽州歙县有"看了叶馨谷,死了不要哭"之传,清末休宁新塘舟山民间有"五劳七伤何处治,休宁遍地问舟山"之说,是对新安世医叶馨谷和唐竹轩的赞誉。还有一些医家不仅在民间有很高的地位,在官绅阶层中也享有很高的声誉,皇家与为官者常赠匾额,可见其对新安世医的推崇与赞赏。如新安黄氏妇科名医黄孝通在北宋大中祥符(1008～1016年)年间被御赐"医博",后世传其学,第十四代孙黄鼎铉,崇祯赠之"医震宏都"匾额。总之,无论其人数还是影响力,明清新安世医在新安医家群体中都占有重要地位,是明清徽州乡村社会体系的重要组成部分。

7 明清新安女医

　　中国古代女医,包括从民间产婆到官府太医令属下的女性群体,是传统医疗史研究的重要领域,也是医疗社会文化史研究的性别课题。[152]明清之际新安地区名医辈出,虽以男性为主,但也有一些女性参与医疗活动,根据其活动特点,大体可分为 4 类:为女性患者提供一般医疗服务者;为产妇提供辅助服务者;作为助手随夫业医者;夫亡之后坚守夫家医业者。虽然随夫行医者、坚守夫家医业者能够得到家族尊重和社会赞誉,但由于女医多不曾接受良好的医学教育而医术未精,更因受"男尊女卑"礼教思想的影响,在以男性为医界主体的社会中,女医难以受到重视,她们的事迹也很少见于史志记载。而女医群体的出现有其一定的社会原因,她们对当地医疗卫生的贡献是不应忽视的。

7.1　新安女医的类型

7.1.1　为一般女性患者提供医疗服务者

　　新安女医活跃在民间,凭借性别优势进入闺阁,为一般女性患者提供日常医疗服务。她们在民间行医的事迹,往往不见于正史,而是在一些新安男性医家医案中被作为误治的反面例子记载下来。如明代新安名医孙一奎记录大司马潘印川的儿媳、尚书蒋公的孙女被女医误治的案例:患者平素与一女医相近,即便在女医多次误诊、导致神智狂乱昏厥之后,仍对女医信任有加,服用女医给予的补药。[153]752再如,新安名医郑素圃、吴楚等人的医案中就载有女医因施药错误而导致患者病情加重的案例。这些记载,一方面反映出新安民间确实存在着一个女医群体;另一方面又反映出,这些女医由于没有受过良好的医学教育,医疗水平不高,使用的皆是"草头方"。[153]834

7.1.2 为产妇提供助产服务者

明清时期,民间还活跃着一群为产妇分娩助产的女性,被称为"稳婆""收生婆""接生婆"。她们要么是"年老惯熟"或"见多产多"的妇女;要么是在男性妇科医生的现场指导下,从事助产工作的婚产妇女。她们共同的特点是均有着亲身产育的经验,在产妇分娩过程中充当助产的角色。一些医籍中对这些助产女医的评价不一。程国彭在《医学心悟》中载有在产妇"交骨未开"之时教稳婆正确处理的案例:"令稳婆以麻油调滑石,涂入产门,或用两指缓缓撑开。"[154]说明稳婆在医生指导下能够胜任助产之职。但文献中这样的案例记载较少,所见更多的是对这些助产女医的指责与批评之语。如明末新安医家郑素圃在医案中记述:"方汉辰兄令眷,右周族叔之女也,大产死胎,稳婆手重致伤子肠,三日后招治",郑素圃令老成妇人,以热汤渍布揉按肿处,使败脓瘀血源源而下,急令煎大剂参、芪、归、芍、肉桂、附子、炮姜等药,频频灌下,医治百日,方能起床。[155]在此案例中,郑素圃就是接治一位因"稳婆手重致伤子肠"的产妇,实之转危为安。再如清朝休宁医家汪喆《产科心法》中的记载:"许卫中妻产难,三四日不能下,稳婆欲用拆胎之法。予曰:'不可,设胎未伤而用刀,必负痛上冲于心,岂不两命俱丧?纵使胎死不下,予自有药下之。'乃令稳婆出。随用佛手散,加炮姜二钱,厚朴一钱,煎服。时初更,至半夜而生下。胎虽稳婆动手所伤,而产母无恙。"[156]在此难产案中,汪喆否定了稳婆的拆胎之法,并令稳婆离开产房。

清朝休宁妇产医家亟斋居士在《达生编》中表述了对民间助产女医的评价:"既有此辈,亦不能不用,但要我用他,不可他用我。全凭自家做主,不可听命于彼耳。"并指出:"此等人多愚蠢,不明道理,一进门来,不问迟早,便令坐草用力,一定说孩儿头已在此,或令揉腰擦肚,或手入产门探摸,多致损伤,总以见他功劳,不肯安静。更有一等狡恶之妇,借此居奇射利,祸不忍言矣。"[157]106他认为稳婆的作用原本只是负责"接""收",而不能擅自"动手动脚"。《达生编》论临产"宜忌",大部分内容是强调产房的安静环境,警告"稳婆只宜一人入房,且令在旁静坐,勿得混闹"。[157]106在具体生产过程中出现异常情况时,对稳婆也是有着严格的要求,如针对"胞衣不下"的情况,《达生编》提供了详细的操作方法和步骤,并认为此法"累用有验,只要与产母说知,放心不必惊恐。"特别强调"不可听稳婆妄用手取,多有因此而伤生者,慎之慎之。"[157]111可见稳婆的接生手法多不被当时医家所信任。尽管如此,她们作为广泛存在于民间从事接生助产的女医群体所发挥的作用还是不能被完全否定的。

7.1.3　作为助手,随夫行医者

有些新安女医在夫家行医职业中扮演着助手的角色,甚至能够独当一面。如明末清初新安名医程邦贤之妻蒋氏,歙县篁墩人,在料理家务之外,也经常辅助丈夫诊病,日久得丈夫医术之秘妙,不但精通一般的儿科疗法,还懂得施行小儿外科手术。据《新安医学史略》载:"一日,邦贤外出,有妇抱初生七日婴儿求诊,肛门无孔,腹胀欲绝。蒋氏以刀酌分毫刺之,大便随即通利,乃用棉球蘸蜜,保持肛门通润,以防复闭,儿得无恙。"程邦贤次子程相(一说程相为程邦贤亲弟[158])之妻方氏,也随夫行医,精通程氏儿科医术,其在当地医名不亚于男医。据《新安医学史略》载:"(方氏)婴儿求治者日盈,岁活不下千人,有'女先生胜男先生之称'。"[126]205

蒋氏、方氏的医术与夫家医业密切相关,均因助力夫家医业而远近闻名,被地方志记载传颂。

7.1.4　夫亡之后,坚守夫家医业者

有一类辅佐夫家医业的新安女医,在丈夫去世后,守节抚孤,续操夫业,使夫家医术得以续传。

清代歙县郑村郑于藩、郑于丰创立的"郑氏喉科"远近闻名,深得百姓信赖。郑氏兄弟后分为"南园喉科"和"西园喉科",可谓是"一源双流"。"南园喉科"以郑梅涧、郑枢扶为代表,著有喉科专著《重楼玉钥》;"西园喉科"以郑于藩为代表,因忙于诊务,无医书传世。"西园喉科"传人郑塵继承祖业,其妻许氏,年十七成婚,佐夫业医。咸丰元年(1851年)夫殁,矢志抚孤。越五年幼儿死亡,乃立侄永柏为嗣,时永柏贸易江西。许氏乃以世传丹方修合成药,对症施治,称"西园女医生"。"西园喉科"传世乏人,许氏为了不使夫家喉科医术失传,则在守节抚孤的同时,凭借着自己平日助夫行医所学的喉科医术,以"世传丹方,修

合成药,对症施治",尽力维护着夫家的医名。在自己儿子不幸夭折之后,为使夫家"西园喉科"得以延续,从"南园喉科"族中过继族侄郑永柏为嗣,并授予医术,使祖传"西园喉科"得以传承,赢得了家族尊重和社会赞誉。

7.2　明清新安女医的特征

7.2.1　明清新安女医多是社会中层家庭的已婚妇女,与夫家职业相关

安徽大学徽学研究中心根据相关理论,将明清徽州社会划分成上、中、下三层,其中明清徽州社会的中层家庭,是指生活上能自给自足的家庭,人身自由且没有沦为他人的佃农,有的比较富裕,有的虽经济相对比较困难但也能维持基本生存。[159]在明清徽州地区的中层家庭中,妇女与男子共同劳动,为夫分忧,撑起家庭生活的"半边天";如若家中没有成年男子或没有男子,妇女作为寡母或寡妻,不仅要承担家庭内外劳动,她们更多的还要参与到社会活动中,改善家庭生活条件。

由此分析,明清新安女医蒋氏、方氏、许氏的家庭是世医之家,在明清徽州归属社会中层家庭,需要强调的是,她们都是嫁入夫家之后才行医的。除了与夫家职业相关,还与夫家的家庭变故相关,她们大多迫于经济的压力,靠行医以维持家庭的生计,故有关她们的史料多保留在方志的烈女贞妇篇章中。除了许氏的事迹外,学界有关徽州贞节烈女日常生活的研究也揭示,明清徽州众多节烈妇女为了生活的需要,在"主内"的同时也"主外",不仅承担着赡养公婆、教养子女、纺织等家庭义务和手工劳动,而且还要走出家门,从事耕地力田、打柴割草、为人佣作等沉重的体力劳动,内外兼营,为维持家庭经济的正常运转,还从事医疗、女教等户外职业。[160]

7.2.2 明清新安女医服务于妇女儿童,但群体内部的社会形象差距明显

明清新安女医群体中随夫行医的女医,因助力夫家医业而远近闻名。矢志守贞、坚守夫家医业的新安女医,因其对贞节伦理的守护、对家庭责任的担当,更是在地方志人物传中得以重点记载。而提供女性日常医疗服务和产育辅助的医婆,多是作为为妇女和儿童提供服务的低层阶级出现的形象,尤其对稳婆的家庭背景和训练过程所知甚少,甚至连他们的姓氏也无从得知。新安男性医家认为稳婆的过早、过于野蛮的接生手法是产厄多发的主要原因,被男性医家不同程度的不信任和批评。

而且在明清徽州社会日常道德教化中,更认为稳婆和其他三姑六婆游走和侵入私人生活空间,是妇女社交圈中的淫盗之媒,"至于三姑六婆及走街之妇类,多奸匪之流,最能引诱邪僻,不可纵其入门。凡我子姓,均宜遵守,违者议罚。"[161]特别提到对稳婆在内的三姑六婆的告诫,如清雍正《休宁茗洲吴氏家典》卷一《家规》规定:"三姑六婆及长舌之妇,不许出门。其有妇女妄听邪说、引入内室者,罚其家长。"[159]141

综上,明清新安女医类型多样,医术来源多元,或因随夫业医、坚守夫家医业而被瞩目,或因性别分工而累积医疗经验,从事医疗工作的场域与妇女、小儿病患高度相关,以实际技能服务于妇儿病患,在明清徽州社会医疗中有着广泛的生存空间,与男性医家一起构建了徽州民间医疗的大环境。但除去随夫行医、坚守夫家医业的类型外,女医多被男性医家不信任和批评,且生平资料甚至姓氏记载都很稀少,处于被边缘化和"群体失语"的状态。

7.3 明清新安女医现象的形成原因

中国传统社会长期以来男尊女卑、夫为妻纲、男主外、女主内的礼教思想教育,形成了男女大防、性别隔离等现象,徽州作为"东南邹鲁""程朱阙里",整个社会以严格遵循儒教正统为荣,使得以男性世系为中心的宗族社会取向尤为突

出,虽然整个医疗活动大多以男性医生为主,但受制于礼教规定,一些涉及女性患者私密性较强的疾病或孕产中的问题,还是给女性医者的介入提供了一定的机会。

7.3.1 严苛的性别隔离,使女医的产生与存在成为了可能

程朱理学尤其是朱子思想在徽州宗族的影响至深至彻,以"三纲五常为体"的《朱子家礼》是徽州各族"家典""族规"的蓝本,男女性别隔离深度内化为明清徽州社会的性别关系准则,徽州宗族不仅镌刻《朱子家礼》《女儿经》《闺范图说》等书籍,强化对妇女的礼法控制,还在族规家法中对别男女、肃闺门做了极严格的规定,禁止妇女与外人接触的规条越来越多,甚至除了本房至亲可以相见之外,其余都不被允许,违规还要重罚。徽州独特的时空条件,形成了其特有的小家庭大宗族结构和徽州宗族的文化心理,更加强化了对女性的封建礼教统治秩序,实行更为严苛的性别隔离。如黟县环山余氏宗族《余氏家规》辨内外中规定:"闺门内外之防,最宜严谨。古者,妇人昼不游庭,见兄弟不逾阈,皆所以避嫌而远别也。凡族中妇女,见灯毋许出门,及仿效世俗往外观会、看戏、游山、谒庙等项,违者议罚……本族男妇相见,自有常礼。但居室密迩及道路往来仓卒相遇,务照旧规,各相回避,毋许通问玩狎,违者重罚。女子年及十三以上,随母到外家,当日即回。余虽至亲,亦不许往,违者重罚其母。妇人亲族有为僧道者,不许往来。"[159]185

这种严苛的性别隔离礼教,导致以男性为主的医疗群体在诊治女患者,尤其在涉及女性身体隐秘部位、孕产等疾病时,多有约束。一些宗族里的女眷患病,碍于礼教的规制,也往往是先请具有一定的医疗经验的女医生去诊治,即使是请男医生为家族女患者诊病,也往往是家里成年女性或女性长者代为主诉女患者的病情,男医生鲜有直接接触女患者的。徽州女性在长期的礼教教化下,也往往为了守住这种"妇道"名节,即使生病也不愿自己的体肤给外人看见,更不用说被外人接触了。如民国歙县志载:"汪氏,临河人,夫卒,汪氏年二十三,苦抚二孤,作女红易粟,及病笃,子跪请医,汪氏曰:'子则孝矣,第吾五十余年,未尝一面外人,何可授医以手?'不药而卒,年七十九。"[160]这些就为民间女医者的产生提供了客观的理由和存在的空间,女医提供了男性医者所不能提供的服务,她们也能利用被指责为有伤风化的针灸等外治医疗手段为女性患者治疗,

这符合了社会的需求,女医与生俱来的性别优势和同情心,以及细致入微的诊治手法,使得明清徽州妇女和孩童对她们有所依赖和好感。作为女性,她们比男医更了解女人身体的各个部分,更能体会女性妊娠时的反应和因月经不调而引起的身体不适。这些都是徽州地域女医利用性别优势,为女患者提供医疗服务的成因所在。

7.3.2 礼教规制的约束,男医在产妇生产期间必须依赖产婆的辅助

明清徽州社会对妇女贞洁的要求渐趋极端,甚至提高到宗教化、绝对化的地步,使男女性别隔离强化到空前的程度。在各种强有力手段的控制下,强调男女之别,肃闺门,女性自幼即严格遵从礼制的规范,约束自己的言行。并把"男女隔离"的思想具体化为一系列可操作性的日常行为规范,对室内男女交往、妇女的室外活动皆给予限制。在重贞守节的明清徽州,有些妇女身体发生疾病,特别是当身体隐秘部位发病,更害怕自己在男性面前裸露而失名节。因而,当遇到有产妇生产的时候,宗族或家庭在请医时,第一想到的是女性医者,其次是男性医生。即使是请男性医生,也多让具有接生经验的产婆、稳婆或接生婆在旁辅助接生,男性医生不能直接亲临产妇床前进行接生。虽然在一些有关妇产内容的医籍文献中,男性医生对这些稳婆的医疗技术水平颇有微词,但是女性医者在产妇生产过程中所扮演着不可或缺的角色,却是不争的事实。

7.3.3 夫为妻纲,夫唱妇随的礼制,致使妇随夫行医的现象存在

在"夫为妻纲""男尊女卑"的中国传统社会中,妇女受到诸多封建礼法的束缚,被排除在社会公共生活领域之外。"女正位乎内,男正位乎外",如此男女正,乃"天地之大义",是中国传统社会规范妇女的基本位置。明清徽州宗族在夫妇这一伦中强调夫妇有别、夫妇必须分工。如明代嘉靖《绩溪县积庆坊葛氏宗族家训》中说:"闺门务要严肃,使男正位乎外,女正位乎内,不可淆乱。"[159]4清宣统《古歙义成朱氏家谱》所载《朱氏家训》之"区别男女"条云:"《家人》之象曰:男正位乎外,女正位于内,位分内外,若不两安乎内外之位,不得谓正。但吾

山居人家,冬则女亦知织,夏则男亦知耕。使必别其何者为男之位,何者为女之位,转不如合操躬作者,随出入之候以分其勤。然而勤劳可共任也,进退可共依也,而阴阳终不可易也。盖妇从夫者也,倡而后随,依而为媚,故《书》言观型,《礼》言无违,夫子为得其道,所以夫妇一伦,必有别也。"[159]79宗族坚持男主外、女主内的家庭分工,强调夫唱妇随、夫妇有别,这也是徽州宗族通过夫权实施对族中妇女进行管理和控制的重要方面。

然医疗活动具有经常与各种人接触的职业特点,有家室的男医,又因为常常要接触到异性患者,加之礼教的规定,于是在实际临床中为了诊治的方便,便常常携带自己的夫人作为自己的助手前去诊病。这虽然有违"女正位乎内"的规制,但在实际临诊的效果上,则解决了另一个"男女有别"的问题,从而有利于疾病的治疗。因而,在徽州地域,人们对这种看似有违规制的行医方式,渐渐地给予了宽容的默许。明清时期的新安女医群体中随夫行医者,因夫唱妇随、助力夫家医业而远近闻名被载入当地史志者,不乏其人。

7.3.4 从一而终、失志守贞的礼教,又造成妇承夫业的发生

在徽州族规家法中,封建伦理道德占了极大篇幅。明清徽州女性从出生那天起,即在宗族伦理关系的网状结构上明确了与自己性别相对应的节点,别男女,肃闺门;三从四德,做贤妻良母;从一而终,苦志守贞。"在家从父,出嫁从夫,夫死从子",担当好良媳和慈母的家庭角色的思想贯穿了徽州妇女的一生。

在明清新安地域行医的历史中,随夫行医、夫唱妇随的现象一直存在。当夫亡子幼的情况下,作为遗孀的女性医者,坚守着礼教所规定的"妇道",为了名节而失志守贞,在抚幼的同时,为了使夫家医业得以传承,毅然承继夫家医业的重任,直至夫家医业有了传人为止。这些女医不但没有被社会视为有违"女主内"的礼制,更因为其能坚守"失志守贞""从一而终"的礼教信念,并用承继夫家医业的具体行动来更好地体现这一理念而广受家族尊重和社会赞誉。

7.4 本章小结

　　明清新安女医类型既有着历史上同类型的普遍性,又有着自我的特殊性。既有因性别优势而从事医疗活动的女医和接生婆,又有随夫业医、坚守夫家医业而被瞩目的女医者。她们或因性别分工而从事着与妇女、小儿病患高度相关的医疗工作,并因此在明清徽州社会医疗中占有着自我的活动空间。历史上,除去随夫行医、坚守夫家医业的女医得到家族尊重和社会赞誉与默许外,其他类型的女医多被男性医家不信任或批判,除了因为这些女医没有受过系统良好的医学理论教育而医术差强人意外,更主要的原因还是社会"男尊女卑"礼教思想的影响,在以男性为主的医疗活动中,这些女医被看成了有违礼教的异类形象,从而导致她们的生平资料甚至姓氏记载都很稀少,处于被边缘化和"群体失语"的状态。我们在关注新安医学发展历史的同时,也不应该忽略这些女医对徽州乡村医疗体系的贡献。

8 结 论

　　明清新安医学和明清徽州社会分别是中医学和中国传统社会的典型缩影，两者都保持了长期的繁荣发展和高度稳定。明清新安医者群体特指明清徽州社会中有医疗活动的一组特定人群，具有一定数量规模和悠久历史传承，其内部构成多元，声名显赫的御医医官、留名族谱的族医世医、"丧失话语权"的女性医者共同架构了明清徽州社会医疗体系，呈现出朝廷制定和民间配合的立体医疗网络，对明清徽州社会的繁荣稳定发挥着重要的医疗保障作用。

1. 关于明清新安宫廷医官的创新点

　　明清新安宫廷医官特指从古徽州走出，在明清宫廷医疗机构任职吏目、御医、院判、院使的新安医者。本书整理统计明清新安宫廷医官共计 47 人，约占明清两朝宫廷医官总数的 12%。从时间分布上看，明清新安宫廷医官明朝 35 人，清朝 12 人，明朝集中在嘉靖、隆庆和万历年间，清朝集中在康熙、雍正和乾隆年间。从各县来源上看，以徽州祁门县为最多，计有 21 人，占近 45%。其余为歙县 12 人，休宁 8 人，婺源 3 人，绩溪 2 人，黟县 1 人。从任职职位上看，明清新安宫廷医官以吏目最多，最高官职为太医院院判。

　　明清新安宫廷医官源于徽州民间，兼具医德高尚、医理精通、医术精湛、治验丰富等综合素养，通过朝廷的征荐、考选等方式进入宫廷担任医官。明清新安宫廷医官任职期间，不仅从事皇族宫廷医疗和中央医学教育等服务工作，一方面接受系统宫廷医疗的任期训练和严苛考核，如祭祀三皇和历代名医，以强化学术信仰和经典知识根基等。另一方面，他们在诊疗之余还著书立说，与徽州民间医者联系密切，通过一定形式与徽州民间医学相互交流与融合，推广官方正统医学思想和诊疗方式，流动、对接官方与徽州民间医疗资源，直接参与和间接影响了明清徽州社会医疗。明清新安宫廷医官卸任后多荣归故里，广纳民间学术治验，兼收并蓄正统经典医学知识和徽州地方医学特色，将精湛医术传授给家族后人及门人徒弟,世代传承,造福民间,积极参与徽州民间医学活动,推动和影响着明清徽州民间医学的发展。

综上,明清新安宫廷医官是应帝王皇族这类特殊人群的需求,是历经严苛训练考核而成的卓越医学人才,是在严格的户籍制度约束下作为取仕途径应运而生的精英医者群体。他们从徽州民间到宫廷,再回到徽州乡土,与徽州民间医疗联系密切。他们追求医德高尚、医术精湛的职业精神,成为其他徽州医者的学习楷模,是明清徽州社会医疗体系的重要组成部分,对明清徽州社会医疗体系影响深远。

2. 关于明清新安地方医官的创新点

明清新安地方医官特指在明清徽州官办医疗体系中任职的医事人员,涉及徽州地方医学、惠民药局等相关机构的运营。本书整理明清新安地方医官50位,发现徽州府县志书中关于新安地方医官的记载以明朝中期之前的较为完整;除婺源县医学训科一直持续至清朝康熙年间和黟县有1名清朝医学训科外,其余明清徽州府县医官全部集中在明朝洪武至嘉靖年间,医官均由本邑人担任,其中黟县有记载的9位医学训科均是黟县东隅万氏,其余5县的医学训科人由不同姓氏的人担任。

本书还得出明清徽州官方医政体制在明初发展兴盛。明初由于朝廷诏令设官方医学,故在明前期徽州府县都积极建立了地方医学和惠民药局,徽州官方医政体制的发展是正常和兴盛的,由此形成了新安地方医官群体,他们具有良好的医术和地方影响力,负责地方医药行政、救疗贫病和应对瘟疫,代表朝廷履行医疗保障职能,对明初徽州社会的稳定发挥了重要作用。但自明朝嘉靖以后,由于固定处所、资金来源等缺乏而整体走向衰落,徽州府县官办医疗逐渐废弛,官方主导的医政体系日趋衰退,至清代,除婺源等个别地方外,明清新安地方医官基本淡退历史舞台。

明清新安地方医官兴衰变迁的原因除了中央政府医政因素影响外,更主要的原因是明朝中期之后徽州社会内部发生变革,商业和宗族成为明清徽州社会的基本特征。宗族的制度保障,徽商的经济投入以及民间医家的技术支持,民间多种力量的崛起一并成为徽州社会医疗保障的承担者,增强了明清徽州社会应对疾疫的能力,减轻了贫病百姓的苦难和地方政府的负担。

3. 关于明清新安族医的创新点

明清新安族医特指在明清徽州宗族医疗保障体系中任职的医事人员。明清徽州宗族医疗保障体系中设置新安医"以备老幼疾病"和"治举族之疾",为本族人提供医疗服务,实施宗族救助、互助和义诊施药等方式,保障族内患病者的基本生活和有效医治,宗族组织联合接种,建立疾病预防机制等,有效地预防了传染病的产生与传播。

明初徽州官方医政体制发展兴盛,但在明朝中期以后的徽州社会结构变迁与转型中,徽州宗族在明朝中期走上了全面影响宗族成员生活的轨道,政府承认并引导徽州宗族逐步接替了官方医疗保障职能,鼓励族人学医和设立族医成为宗族体制的一部分,从此宗族开始有力地参与到地方社会医疗事业中,构建了以"族医"体制为核心、以宗族医疗救助与保障为特色的宗族医疗体系,在疗救贫病和瘟疫应对等徽州社会医疗问题上,逐渐接替了官方医疗保障职能。

综上,明清新安族医是明清徽州社会从官府医疗保障向以"族医"为核心的宗族医疗保障体制转变的结果,是官方引导宗族建立徽州基层社会医疗保障的重要体现。其形成原因除明清徽州宗族继承了中原传统宗族保障制度,徽州山多田少,贫困族人的医疗需求旺盛外,更是明朝中叶徽州社会内部发生变革,官方承认并引导宗族建立徽州基层社会医疗保障的结果。

4. 关于明清新安世医的创新点

明清新安世医特指行医三代以上的徽州籍医家,是在明朝嘉靖年间形成学有所传、业有所精、各科齐全的世医群体,总体人数不少于 300 人,占明清新安医家总数的 1/3。明清新安世医在创家业、继祖业行医的过程中深受儒家思想涵育,重文、好儒、勤著述,以儒入医、医儒兼济,把医学作为实现其济世活人的方式,"无分贵贱,叩无不应"地行医救人,还常担负起"饲饥絮寒,埋黄掩骼"的地方社会慈善救济的责任,深刻形塑着明清徽州民间医疗场域的运作规则与道德约束。明清新安世医重视深研医学典籍,穷探医理,在注释经典医著的过程中亦结合自身长期医疗实践的领悟,在临床实践中知行合一。

本书整理发现明清新安世医基于临床实践领悟的医学著述约 200 种,占明清新安医著总数的 1/4。著述内容既有传承中医经典文献、创新性的学术发挥,又有源于家族临证经验的总结、原创性的学术见解,更有取自多地的民间效方,推广应用的学术总结,具有很强的实践指导性,充分反映了明清新安世医扎实的医学理论素养和丰富的临证经验。明清新安世医因医技精湛、医德高尚备受百姓爱戴,民间对其常有"一帖""一剂""国手""奇士"等美称,如清道光、咸丰年间,徽州歙县有"看了叶馨谷,死了不要哭"之传,清末休宁新塘舟山民间有"五劳七伤何处治,休宁遍地问舟山"之说,是对新安世医叶馨谷和唐竹轩的赞誉。还有一些医家不仅在民间有很高的地位,在官绅阶层中也享有很高的声誉,皇家与为官者常赠匾额可见其对新安世医的推崇与赞赏。如新安黄氏妇科名医黄孝通于北宋大中祥符(1008~1016年)年间被御赐"医博",后世传其学,第十四代孙黄鼎铉,崇祯赠之"医震宏都"匾额。

明清新安世医现象的形成是多因素的结果,既与中央政府的医政制度相关,又与明清徽州社会特殊的地理、人文环境相关,是徽州儒家精神文化、徽州宗法制度、徽商经济等共同作用的结果。

综上,无论是人数还是影响力,明清新安世医在新安医家群体中都占有重要地位,是明清徽州乡村社会体系的重要组成。

5. 关于明清新安女医的创新点

明清新安女医特指参与医疗活动的徽州女性,基本可分为4类:为女性患者提供一般医疗服务者;为产妇提供辅助服务者;作为助手随夫业医者;夫亡之后坚守夫家医业者。

明清新安女医类型既有着历史上同类型的普遍性,又有着自我的特殊性,多是社会中层家庭的已婚妇女,与夫家职业相关;服务于妇女儿童,但群体内部的社会形象差距明显,既有因性别优势而从事医疗活动的女医和接生婆,又有随夫业医、坚守夫家医业而被瞩目的女医者。她们或因性别分工而从事着与妇女、小儿病患高度相关的医疗工作,并因此而在明清徽州社会医疗中占有着自我的活动空间。

除去随夫行医、坚守夫家医业的女医得到家族尊重和社会赞誉与默许外,其他类型的女医多被男性医家不信任或遭到批判,除了因为这些女医没有受到系统良好的医学理论教育而医术差强人意外,更主要的原因还是明清徽州社会"男尊女卑"礼教思想的影响。在以男性为主的医疗活动中,这些女医被看成了有违礼教的异类形象,从而导致她们的生平资料甚至姓氏记载都很稀少,处于被边缘化和"群体失语"的状态。

明清新安女医现象的形成既与中国传统社会长期以来的男女大防、性别隔离等因素相关,更与明清徽州社会独特的人文环境相关,是以男性世系为中心的徽州宗族社会取向为根源的多因素结果。

明初以地方医官为代表的官方医政体制主导徽州社会医疗体系,国家以强有力的手段与能力参与了百姓疾病的预防与治疗。随着徽州民间力量的崛起,明朝中叶逐步形成了以新安族医体制为核心,宗族医疗保障和宗族救助为特色的徽州宗族医疗卫生体系,在疗救贫病和瘟疫应对等徽州社会医疗问题上,逐渐接替了官方医疗保障职能。与此同时,新安世医、新安女医在明清徽州社会医疗中有着广泛的生存空间,一直活跃在民间,长期、稳定地发挥着举足轻重的基层医疗作用。

综上,明清新安宫廷医官、明清新安地方医官、明清新安族医、明清新安世医和明清新安女医,共同架构了多元、高弹和灵动的明清徽州社会医疗体系,使多元弥散的医疗资源与徽州社会良性互动,对明清徽州社会的繁荣稳定发挥了重要的医疗保障作用。这既是明清徽州社会变迁对医疗体系渗透、主导与控制的结果,也是基层社会变迁过程中社会医疗体系健全的必然要求。

附录 1　新发现的明代新安宫廷医官

1. 休宁籍御医方应震、李德卿

《休宁名族志·方·方村》曰："三十世曰（方）应震，太医院御医。"《休宁名族志·李·中街》曰："（李）安子曰德卿，族行名相，号高严，授太医院御医，多懿德，精岐黄业孝亲和里，好仁仗义，婚丧不能举者必捐资以助，贫负屡焚其券，台宪有司以迄乡绅士民求药饵者，靡不应匕而瘳，迭旌其门，不可枚举，李侯举大乡宾饮，其善行著于邑志。"

以上两条是目前所知有关休宁御医方应震、李德卿的最早记载。方应震与方广是同村人。方广是方氏第二十七世，撰有《丹溪心法附余》。方广之后，方应震能成为御医，不能排除地缘、族缘因素。李德卿所在的中街，李氏"八世曰华曰荫，精上池秘业，俱以医鸣世""九世曰敏，善诗医……敏子曰枢，以医隐，疲癃多赖以生""（十一世）曰思，冠带良医，邑令屡旌棹楔……曰元伤，让资财抚庶弟，克承前人医词于不坠，著有《啸严草》，枢子也"。李德卿是中街李氏第十世，他生长在一个有医家出现的环境内，有条件成为御医。

2. 绩溪籍御医汪柳庵

《汪氏世守谱》卷一《栖村续修谱序》有载："御医如柳庵。"卷八载："柳庵，字龙冈，太医院判。"卷八《赠龙岗汪尊兄荣擢御医序》载："医何为者也，圣人所以妙通阴阳，节调和气，体天地之心，产生民之命者也，是独可以小道视之哉。龙冈，新安世宦家也，幼习儒业，行将以天下国家为己任，既而屡战柏台，志不获遂。爰以父病，研究医学，其于神圣工巧摩不精到，真足以追黄岐而班和扁，后之学者未能或之先也。时庚申春二月，值国朝开校医之科，龙岗挟箧赴选。圣天子嘉其洞彻方书，通贯脉理，宠命冠服，荣进御医之列，则夫他日寿朝廷、固元气、延国脉于无疆者，端有赖矣。噫，夫人之行莫大于忠孝。龙岗以医事亲，大孝也,以医事君,大忠也。忠孝两全,允矣,人生之大行状。龙岗从其父吾学师汪翁,游官于祁庠,祁之人士景慕之。愚与龙岗尤其情意深,至投胶漆而结金兰者也,故为文以赠。嘉靖戊午礼部左侍郎兼翰林大学士前国子监祭酒临海华峰秦鸣雷拜书。”

《梧村续修谱序》末署“乾隆岁在戊辰仲春花朝之二日侍御处忠公支裔三十五世孙兆漠百拜敬撰”。《汪氏世守谱》卷八记载的内容是“登源梧村世系图”,故推断汪柳庵为梧村(登源梧村)人。

梧村,又名登源梧村,今为绩溪县瀛洲镇瀛洲村所辖的一个村民小组。

汪柳庵,字龙冈(谱中初写作“龙冈”,后又写作“龙岗”),年轻时热衷于读书做官,但未获成功。后因父亲生病,逐发愤学医,终因医术高超,荣擢御医,又荣任太医院判。

在汪柳庵荣擢御医时,秦鸣雷撰就《赠龙岗汪尊兄荣擢御医序》一文以示庆贺。此文撰于嘉靖戊午(1558 年),作者秦鸣雷(1518~1593 年),字子豫,号华峰,浙江临海人。嘉靖二十三年(1544 年)甲辰科进士第一人(状元),授翰林院修撰,隆庆五年(1571 年)任南京礼部尚书。

作为状元的秦氏在文中极力称赞汪柳庵医术高超,忠孝两全,并述其与柳庵情意深厚,结为金兰,可见汪柳庵在医学上和人品上确有过人之处。但秦氏所撰文中说“时庚申春二月,值国朝开校医之科,龙岗挟箧赴选”,庚申为嘉靖三十九年(1560 年),此处记载疑有误。

《汪氏世守谱》,中国谱牒库题为《安徽休宁汪氏世守家谱》,误。《中国家谱总目》著录为“(安徽绩溪)汪氏世守谱十卷首一卷,(清)汪国徘、汪度纂修,清乾隆三十七年(1772 年)木活字本,四册。”其中说此谱为“木活字本”,误。中国国家图书馆网站著录为“刻本”是。《汪氏世守谱》除中国谱牒库收录外,线装书局2002 年版《中国国家图书馆藏早期稀见家谱丛刊》第 242~245 册内亦收录。安徽大学出版社 2011 年版谈家胜著《国家图书馆所藏徽谱资源研究:32 种稀见徽州家谱叙录》内,有较详细的介绍,可参考。

3. 明代王琠事实补遗

今人对于明代御医王琠生平事实的介绍,主要见之于两篇文章:一是徐煮的《明代御医王琠考》,二是金志来的《明代御医王琠》。但有关王琠生平事实的搜集工作尚未穷尽,今上网检索中国谱牒库,检得明嘉靖三十九年(1560 年)刊本《新安琅琊王氏统宗世谱》(此本罕见,现仅河北大学图书馆藏有残本),发现有关王琠的两条记载,这是存世文献中有关王琠的最早记载。

卷首:"有功脩谱人名"中列有"御医王琠"。

卷之七:"琠,邦贡,行邦四三。号意庵,别号小药山人,生弘治丁巳二月十五,太医口御医直圣济殿事,娶濂溪汪德亮女和玉,生弘治壬戌九月初一。妾南京何氏、北京火氏,南村李氏,生嘉靖癸未七月初六。女坤秀,适文堂陈国器。"

此外,《新安名族志》(稀见之书,首刊于嘉靖二十九年)中亦有王琠的记载,这也是研究者不大注意到的。黄山书社 2004 年版朱万曙等点校本《新安名族志·王·祁门·历溪》载:"在邑西八十里。唐兵部尚书璧之三世孙曰敬显居山口,敬显次子曰帖始迁于此。十九世曰仕亨,为知事。二十二世曰阶,为武康令;曰珮,拜义官;曰琠,为太医院御医;曰伟,太学生;曰诚心,曰京祥,曰勋,曰用,俱邑庠生。"

4. 明代徐春甫生卒年考证及事迹梳理

研究者以往多认为徐春甫生于 1520 年,《古今医统大全》编撰出版于 1556 年,而其习医行医的时间、地域、任职太医院吏目的时间等都不够清晰明了。今借助《医学捷径六书》两个版本系统的发现,首先根据其总自序"不佞业医五十余年"、署"七十四叟"和两个版本(包括缺失总自序的初刻本)署"万历丙戌"(1586 年)加以推定,其生年当在 1513 年。

从这一结论出发,通过《古今医统大全》《医学捷径六书》两书记载的信息,有关学者通过细心求证,进一步佐证了徐春甫生于 1513 年的正确性,并由此基本梳理出了徐春甫的生平大事年谱,纠正了过去许多错误的和似是而非的认识。

徐春甫生于 1513 年,卒于 1596 年以后。幼年从国子监太学生叶光山习儒、攻举子业。1534 年拜邑里名医、太医院吏目汪宦学医。1552~1558 年游学行医于江南地区并及全国各地。1558 年定居京城顺天府(今北京),在长安街开设"保元堂"居药应诊。1559 年在国家整顿革除冒滥医生时期,徐春甫以真才实学入职太医院并任吏目。根据《大明会典医政官制》的记载,太医院"洪武十四年(1381 年)定为五品等衙门,更设太医院令、丞、史目及御医,始依文职授散官。二十二年复改院令为院使,丞为院判",时吏目当为院使(五品)院判(从五品)之下的六品或从六品官员。1556 年前,徐春甫在平时大量收集、整理医籍的基础上,着手规划和编撰《古今医统大全》,其中《内经要旨》《经穴发明》于1557 年前编著完成,全书于 1557 年开始出版,并于 1564 年编撰完成,直至1570 年全部出版。1564 年,徐春甫编著《医学捷径六书》,1586 年出版。1567年,其组织成立"一体堂宅仁医会"。

附录 2　程守信《商便奇方》

程守信《商便奇方》在丹波元胤《医籍考》《全国中医图书联合目录》《中国医籍通考》《中国古籍善本书目·子部》、王乐匋先生主编的《新安医籍考》、裘沛然主编的《中国医学大辞典》中均未著录。2007 年 3 月中华书局出版的《日藏汉籍善本书录》子部医家类著录了此书,题为"《（新编）商便应急奇方》三卷",并给出了书籍收藏的地点,据此知仅日本独立行政法人国立公文书馆内阁文库存有明代建阳书林魏岐凤仁实堂刊本,扉页题书名《李东垣珍珠囊万病内外良方》,目录及卷首作《新编商便应急良方》,序题《商便奇方》,版心上册名《商外奇方》,下册名《商便奇方》,此刊本为江户医学馆旧藏。2003 年人民卫生出版社出版了郑金生先生主编的《海外回归中医善本古籍丛书》,其中第 8 册内收有此书,书名题为《商便奇方》,书末有点校者万芳等人撰写的《校后记》。

1. 作者与成书

《商便奇方》卷首署名"新安休邑医学训科星谭程守信编集",书内有作者程守信的序文 1 篇。休邑,即明代徽州府休宁县,今安徽省休宁县。程守信,字星谭,新安休宁地方医官医学训科。程守信叙曰:"余家世习医,及当征为邑医学",故知程氏为家传世医,且被政府征聘,邑医学训科当为地方医政官职。

程守信以医为业,深知医界时弊,"窃慨世医,徒执方书而竟以厉人,非方书之弊也,不善用方书者之弊也。""退思方书冲栋,经营江湖者,欲检阅理身,不便奚囊,余取诸编之,约而核,博尔精,肆而有纪者录之,并家世所传秘方,罔敢自私,公之于人,使涉远者无遗珠之叹,有拱璧之珍,人得而人用之,信乎为涉江湖之所必资焉者也。夫此特方书之要领,缓急续应,无俟他求者耳。"程守信认为方书虽多,然切实于用者,又各有不便之处,且遇不善用者,则更贻误于人。徽商客行于外,风餐露宿,旅途困顿,商务缠身,身体疲惫,时气骤变,俱易引致疾病侵袭。此时若备适用方书医药随身,则可缓却后顾之忧,于商客可谓除病健体护身之符。有感于此,作者编辑成书,不仅利于离家客外者应对病痛之急,亦从这一角度充实了方书种类,在此之前尚未见专为客外行商者使用的方药之书。

2. 主要内容

《商便奇方》有三卷二册。卷一的内容是按病类方,包括治风症方、治伤寒方、治暑症方、治湿症方、治阴症方、治水泻方、治痢疾方、治疟疾方、治霍乱方、治呕吐方、治痰火方、治咳嗽方、治伤酒方、治梦遗方、治遗精白浊方、治淋症方、治痔漏方、治大小便不通、治肚痛方、治食积方、治腰痛方、治牙痛方、治心痛方、治疥疮方、治杨梅疮方、治疝气偏坠方、治猪牛发瘟方。可见,卷一所收录的病证以外感六淫病证、脾胃病证、二便病证、诸痛证、传染病证、疮疡等为主,它们的发病与离家在外,生活无定处,起居无规律等因素密切相关。并且卷一方中用药皆为常见药物,街肆均可方便购得。方药中还时时告知如何自制,如何服用,或修制完备,随身携带,利于及时使用,便于在外经商者急用。如化痰枳术丸、柴胡散、步路急救方、茯陈却病散、除湿羌活汤、白术散湿酒、千里消渴丹、苍术散、黍粟汤、陈香化痰丸、姜蜜汤、总圣汤等,均于此突出强调。

卷一治疗霍乱的"白沸汤"和"甘泉饮"使用食盐与水,颇有特色。"百沸汤:治霍乱吐泻,食冷物感胃寒,失饥,或性怒,或船车劳心,气血不和,上吐下泻,头晕眼花,手脚转筋,四肢厥冷之症。吴茱萸五钱 木瓜五钱 食盐五钱 水煎,候冷,病人随服即愈。""甘泉饮:治霍乱绞肠痧,速效。食盐五钱 用井花水一、二碗灌下,立时安。"霍乱以剧烈吐泻为主症之一,人体大量丢失津液,此刻及时补充盐与水,对于抢救生命具有重要意义。这与现代科学保持人体水电解质平衡的原理是一致的。而古时在外求医不便之际,提示病人应用它们确实便捷可用,疗效可靠。

商客应酬,饮酒较常人为多,卷一还设专篇叙述酒病证治。有针对饮酒过度,一时醉倒之解酒化毒丹;也有酒蓄积脑中不散,引致吐血鼻血之葛花丸;酒积年久成黄疸之酒疸丸、茵陈汤;还有饮酒前预服之不醉丹。它们俱为作者的验方。现代因酒为病较古时更为常见,其实用价值不可忽视,更可为开发研制新药提供线索,加以利用。

卷二所述主要是各类治病活套等,记有伤寒、伤暑、治疟、治痢、治湿等方。卷二的四季用药活套、治痰活套、治风活套有目无文,内容残缺。

卷三所述主要是治疗妇科病及其他各科病症的方药。书中卷一与卷二的目录似有相同,但具体内容却无重复(如卷一的"治心痛方"与卷二的"心痛主方",从目录上看似有重复,但卷内的正文内容却无重复)。可见,卷二和卷三的内容主要摘取前人医著,系常见病证的方药。其用药活套尚收入许多方药的随证加减法,于今之临床也具有实用性。

3. 结构与考证

综观《商便奇方》全书,版式、字体、撰写风格,差异颇大。全书的书框大小相同,均为每半叶高 18.8 cm,宽 12 cm,但版式不一。卷一为四周单边,白口,上黑鱼尾或白鱼尾;卷二、卷三则为四周双边,或上鱼尾,或双鱼尾。卷一正文每半叶 10 行 22 字;卷二、卷三则为 11 行 26 字。全书的字体亦不同,比较其内容,许多病证在卷一与卷二重出。上述现象不合古书通例,所以《商便奇方》的点校者万芳等人"疑其非一人一时之作",这种怀疑不无道理,但也有可议之处。[162]

《商便奇方》程守信作序时间署为"万历庚寅年仲夏月谷旦"。即成书年代在明万历庚寅年仲夏月,1590 年。而此书的刊刻者,是明代福建建阳书林魏岐凤仁实堂。由于《商便奇方》长久不为人知,所以目前有关研究福建建阳刻书史的论著中似乎都未提及这一刻书事实。一本由徽州休宁人程守信编撰的《商便奇方》,却在千里之外的福建书坊刊刻,最后流入日本,现今又回传故乡,这件事本身应当有许多不为人知的故事。

从文献源流上看,《商便奇方》一类医书的产生不是孤立的事例。宋代即有董汲的《旅舍备要方》,以供行旅所需,此书曾收入《永乐大典》,后又辑入《四库全书》。徽商是中国著名商帮,明清时期徽商纵横海内,确实产生了一些供他们经商所需的实用书籍。《商便奇方》的目录及卷首题作《新编商便应急奇方》,既说"新编",那么以往应当有"商便应急奇方"一类的书籍行世。无奈的是,随着徽商的衰落,这些书籍或亡佚,或尘封无闻,《商便奇方》冷落至今便是明证。安徽省图书馆所藏的徽州休宁商人所撰的《客商规略》抄本长久不被人所知,也是如此。

从作者撰写的初衷上看,程守信初时拟撰一本既可方便商人们外出急救之用,又可方便居家应急所用的医书《新编商便应急奇方》。撰成之后,由于某种原因,先刊刻了上册即版心题为《商外奇方》的部分,此册不分卷,从书的目录中本无"卷一"的编排可以得知。后又续刻了《新编商便应急奇方》的下册即版心题为《商便奇方》的卷二,以便在家乡的商人家属居家应急所需,同时也方便商人坐地行商所需。上册《商外奇方》与下册《商便奇方》的内容互为表里,两相补充,可供商人家内家外之用,这从书的扉页题作《李东垣珍珠囊万病内外良方》的"内外"两字中,不难窥见端倪。但刊刻时间有先后之别,所以出现了全书上下两册版式和字体不一的情况。

4. 地方医官编辑方书的意义

自宋朝始,官方和民间都广行编汇和颁行方书,如官方颁行的王怀隐等撰于 982 年的《太平圣惠方》、贾黄中等撰于 986 年的《雍熙神医普救方》、裴宗元等于 1107 年校订的《太平惠民和剂局方》、曹孝忠等于 1111 年收集历代和民间的方书而成的《圣济总录》。民间医家所编的方书也十分丰富,如王衮的《博济方》(1047 年)、苏轼的《苏沈良方》(1075 年)、许叔微的《普济本事方》和严用和的《济生方》(1253 年)等。至明清期间,医方书十分普遍,如新安医家汪昂编写的《汤头歌诀》。

方书对天下百姓而言,已成为一种济世的象征。传统社会的官方和民间,在医疗资源上有着明显的落差,富裕人家可享用良好的医疗服务和药物,而贫穷家境的病人却无法负担昂贵的药物花费,故《寿世新篇》说"富者有病,力可延医,尚不难百般调治,贫人则坐以待藉而已。"[163]正如中国农村流行的口头语"小病拖,大病磨,请不起医生请巫婆",传统社会存在百姓无钱治病的窘困境况。因此,地方官编写的方书在药物的选取上,多采用民间易取得的青草药,或改用当地出产而可替代者用之,名贵药材一般不选用;选方多以民间经验方和经方为主,都属于经过民间经年累积的经验方,或已证明有效用的方;篇幅方面以短小、易于传抄为主,方便百姓抄录,但又得兼顾日常发生的疾病伤痛,以便有方可查,故分类要全,但其中药方、治疗方法则以简短为要。

可见,地方医官编写以最简单、最低廉费用的经验药方,对穷苦生病人家或偏远无医的乡野间,按方书检索,确是造福无量的济世作为。所以,在民间流传"传药不如传方"。由此可见,医方书对当时一般百姓的重要性,非现在享用医疗系统完备的人们所能想象得到的。

徽州的经济发展是在徽商形成之后。徽人出贾之风大约始于成化(1465~1487 年)、弘治(1488~1505 年)之际,徽商的历史从此开始。[164]而新安医学随之兴起,所以说是徽商带动了医学之兴盛。徽商崛起最直接的效应就是为徽州社会的发展,奠定了经济基础。其次徽商散布全国各地,对于促进医学交流,吸取众人之长也起到了一定的作用。新安医学名家多数都在经济活跃的县城附近和鱼米之乡,如徽州府所在地歙县医家人数最多。据《新安医学史略》中《新安历代医家人数及医学著作统计表》,新安医家共 736 人,其中歙县 306 人,明代新安医家 194 人中,歙县 81 人,清代 499 人中,歙县 187 人,歙县均占到 1/3 以上。闻名江南的郑氏喉科就是在外经商学习而来的。在徽商的带动下,新安医家游学各地,拜访名师、虚心求教,交流学术。如孙一奎、吴昆、程仑等都是喜游之代表。还有徽商出入徽州山水,全国奔波,他们有医疗方面的需求,他们的生活得到保障后,他们的身体又有了保健方面的需要。新安医学的繁荣适应了徽州商人在医疗保健方面的需要。有文献记载流寓定居外地的新安医家有 100 多人,散见于全国各地,这些名医流寓之地有北京、南京、扬州、杭州等当时国内政治经济的中心以及各地通都大邑,他们几乎是紧随徽商足迹。如新安医家史谋、程应旄、程林、王勋、程从周、汪廷元、郑重光、吴楚等都曾寓居扬州从事医学活动。[165]

综上,程守信《商便奇方》是目前发现的唯一存世的新安地方撰集的方书,其被重新发现和排印出版,为学界研究提供了独特的新资料。

附录3　歙县槐堂程氏宗族儒医群体

　　唐宋以降,中原世家大族迁入徽州,徽州宗族组织普遍存在,宗族意识根深蒂固,至明朝中叶,徽州宗族成为主导徽州社会的地方基层组织形式。一方面,宗法制首要的尊祖原则,强调子承父业即子承父志,承家学不致失传并示于后世,是子孙的义务与孝情,自然包括医家子弟。另一方面,宗法制兴族旺人的健康需求,各宗族都鼓励和扶持宗族的业医之人、行医之家,各族如此,世代如此,造就新安医学父子相袭、兄弟相授、祖孙相承、世代业医的家族链现象十分明显,即明清新安世医群体。虽然明清新安世医的服务对象不仅仅局限于宗族或家族成员,但它产生并根植于徽州发达的宗族组织土壤中,具备鲜明的宗族性和伦理性,是隐性存在的宗族医生,在徽州乡村社会医疗体系中发挥了举足轻重的作用。

　　歙县槐塘程氏宗族是徽州望族,人丁繁盛,宗族制度严密,出入礼让,等级森严。族长重视家族医学的传承及继承人的培养,正府二十一世任程衍道为族长期间,既是族长又是名医,德高望重,不仅治疗族人疾病,全面管理宗族各项事务,还著书立说、言传身教,亲自授医学于后人。程衍道的侄孙程林、程应旄的治医方法与家族先人也是一脉相承,累世顾护族人健康。

　　歙县是一个古城,三国时属吴,宋代始设徽州府,歙县为府邑所在地。歙县地是宋代理学创立者程颢、程颐兄弟的祖籍地,程姓为新安巨族。陈去病《五石脂》载:"徽州多大姓,莫不聚族而居,而以汪、程为最著,支祠以数千计。"槐塘是歙县最早的几个村庄之一,始建于唐朝,盛于宋元明清。槐塘共有程、唐、汪、李四姓,四姓均兴旺发达,北宋时槐塘就已是箭县有名村落;南宋出了丞相程元凤,从此名传遐迩,有了"丞相故里"之称。自宋至清,槐塘文风昌盛、人才辈出,因科举而中状元、进士者共有34人,中举人者38人,大小官员不计其数,据《新安名族志》载仅程氏科第仕宦者就有33人。唐末宋初,槐塘程氏一世祖程延坚由篁墩迁入槐塘,聚族而居,成为徽州程姓的主要祖居地之一。明清时期槐塘已是千灶万丁、店铺林立、府第遍布,相传有 99 条巷、99 口井,文化教育昌盛,商业经济繁荣,至清咸丰初年盛极顶峰。

从 1855 年开始,太平军在徽州同湘军等清兵进行了为期数年的拉锯战,火光血水,槐塘在这次战火中遭受空前劫难,昔日的繁华市井十室九空,徒留下堆堆瓦砾,残垣断墙。沧桑岁月,枯藤老树,古道深宅,从战火中部分幸存的古街、古坊、古民居,成为过去辉煌历史的见证。这次兵燹对新安医学也是一次严峻的考验,1872 年徽人程恒生在为许豫和《许氏幼科七种·金镜录注释》一书作序时称:"吾徽工于医者代不乏人,自兵燹后,世传之家零落殆尽",这在槐塘程氏世医的传承中也有所体现。

根据槐塘程氏族谱、地方志及相关文献,历史上尤其是在这次兵燹之前槐塘涌现出许多著名的程姓医家,在医史上也颇有地位和影响,也是新安医学中一支颇有分量的世医学术链。

1. 程玹治病如庖丁解牛

明代程玹,为程姓迁徙槐塘第十九世,通儒术,因母病而业医,师从婺源汪济风。治病如庖丁解牛,悉中肯,荐官不受。著《太素脉诀》《经验方》均佚。

2. 程松厓著书立说多有发明

程玠,号松厓,程玹之弟,明代成化丁酉(1477 年)科举人,甲辰(1484 年)登进士,官至户部政,槐塘立有程玠"进士坊"。程玠深悟儒学,擅长于医,博才多艺。道光《徽州府志》言其精于医、卜、星历诸学,通木牛流马之窍。《歙县志·方技》还有程玠开棺施针、救活产妇的记载。程玠为人正直,治学严谨,登进士后,医名更播于京,被称为"一代异人"。程玠一生著作缤纷,除医学之外,兼及天文、历法、易学等众艺。临殁自毁其书,故而大多数著作未见其传。现存仅有《松厓医径》及《眼科良方》2 部,其他如《脉法指要》《医论集萃》《太素脉诀》《见证辨疑》等均佚。

《松厓医径》2 卷,前卷论治伤寒,并提出杂病可以按伤寒法进行辨证论治,后卷为内、妇、儿科计 44 症。全书详于脉证,将五脏、命门分为六图,各附六腑,分浮、中、沉三候,浮沉之中又分迟、数,迟数之中又分虚、寒、热,所出治方多为前贤名方及秘传效方,博而不杂,内容简明扼要,为学医入门之径。

《眼科良方》2 卷,列眼科证治并刻眼病图,颇为实用,曾翻刻达 16 次之多。

后世翻刻本中,有将书名易为《眼科易知录》《眼科应验良方》等。有署名混乱者,如《西槐塘松崖程正通眼科家传秘方》等。程松崖、程正通实非一人,乃程氏后人整理付梓时致讹,有程松崖著于先、程正通可能修订补充于后的因素。

程松崖对张仲景的学术十分推崇,将"伤寒"置于《松崖医径》卷首,将六经辨证简化归类,如在三阳经诸证中,引入标本、高下、深浅之说,认为"太阳在标,可汗而解,麻黄汤是也,在本可渗而解,五苓散是也。阳明在标,可以解肌,葛根汤是也。在本可下而解,三承气汤是也"。"邪在伤经,有高下之不同,邪之传经,有深浅之不同。高则桂枝汤,下则麻黄汤,浅则葛根汤、青龙汤,半深半浅则小柴胡汤,深则大柴胡汤、三承气汤",对《伤寒论》作了精辟的发挥。在伤寒治法上,他强调分清轻重缓急,灵活运用而不墨守成规,并认为伤寒诸证的辨证论治方法同样适用于杂病,提出了"杂病准伤寒"的治法,实际上与方有执关于《伤寒论》"非谓论伤寒之一病也"的思想相契合。

程松崖尤其重视"通治"法,他在《松崖医径·凡例》中指出:"古人方,固有为一病而设者,亦有数处用者,如四君子汤可以补气,可以调气,又可以降气,凡涉气证者皆可以用之。四物汤可以补血,可以调血,又可以止血,凡涉于血证者皆可以用之。"他认为那些历验不爽的古代名方,不仅仅用于治疗一种病症,病机相同的同类证候也可以通用之。其《松崖医径·上卷》五脏证治之图中,异病同方者每每常见,如十全大补汤一方,记载使用达24次之多,心、肝、肺、脾、命门诸虚冷证治中,皆可应用。他还提出"承气汤之类,又能治四脏之郁",充分肯定了承气汤的多种功效和应用的广泛性。这种通治思想对后世如清代张璐《张氏医通》、陈士铎《石室秘录》"通治方""同治法"的提出,都产生了一定影响。

在通治认识的基础上,程松崖还联系脏腑之间的生理病理关系。从《黄帝内经》"肝肾同治"的认识,推衍出"心肺亦当同归于一治"的新认识。《松崖医径·凡例》曰:"前辈云肝肾可以同归于一治,愚谓心肺亦当同归于一治。有如八味丸之类,既可以补肾,又可以补肝。金花丸类既可以治心,亦可以治肺。肾也、肝也、心也、肺也,即可以通治,而脾不可以通治乎?脾居中州,贯乎四脏,故善治四脏者,未有不治乎脾,此承气汤之类,又能治四脏之郁者,为是故也。引而伸之,触类而长之,无不如是。"如其五脏"证治之图"中,八味丸既治肾部之"腰腿膝无力,阴囊湿痒",又治肝部之"筋脉弱不能劳,视物不明",金花丸既可以治疗"郁冒闷乱"之心火亢盛证,也可以治疗"热喘"之肺炽热证,还可以治疗"足下有火冲入小腹,昏冒,下焦蓄血,时下黑粪如水"等火热证。张元素门冬饮子既治心部"血腥气,吐血,咳血,咯血"或"嗽血、面赤",亦治肺部"虚喘气促",助气丸既治心部之"伏梁积"(邪结肠道),亦治肺部之右胁积气等,体现了五脏通治、异病同方的治疗特色。

3. 程敬通以儒治医融汇各家

程敬通(约1573~1662年),名衍道,字敬通,程松厓之侄孙,明代万历、清代康熙年间人。程敬通天资聪慧,读书刻苦,勤奋好学,尝谓:"如欲知医,必须好学,读书而不能知医者有之,决未有不读书而能知医者也。"强调医学非苦心攻读十年不可得。他"既是名儒,又是名医,以文雄两浙间……以日出治医,日晡治儒,出门治医,入门治儒,下车治医,上车治儒",以治儒的精神治医,用心领悟、格物致知,提倡由博返约,学以致用,不尚读死书。临床治病重在治法,法由心传,有法才有方有药。

程敬通既重视读书,也重寻师访友,负笈从游,求教名贤。闻江苏松江(今上海)李中梓医名,1637年,程敬通不远千里,前往讨教。李中梓与之交谈后,深为他丰富的医学知识与独特见解而叹服,说道:"程氏乃余友,余不能为之师也。"

据民国《歙县志》记载程敬通"每逢出诊,疗者丛集,衍道从容按诊,俟数十人俱诊毕,徐执笔鳞次立方,神色逌逸,了无差谬,奇验甚多"。足见程氏记忆力之强,诊疗之熟练。但其临证又从不草率,"但一接手,则必阅精审,反复精思,未尝有厌倦之色。其疑难者,多至盈时。惟恐少误,无惑而后动其心"。

程敬通在学术上推崇金元四大家,强调在继承的基础上融会贯通。他认为四家各能发前人所未发,此后虽有名医出世,亦不过宗四大家之法而已,"余窃信四大家之书乃千古不易之理,苟能融通四大家之法,则天下之病,无不左右逢源,不能出其范围之外"。晚年尤宗李东垣、朱丹溪,在《脾胃论》的基础上,揉李东垣补气与朱丹溪养阴为一体,成为新安固本培元派代表性医家之一。

程敬通著述颇丰,《心法歌诀》1卷,收54证,涵病因、症状、脉诊、治方,编学术传承成歌诀,易诵易记,名医李中梓为之序,称此著"博而约之,神而明之""为医道之舟楫,岐黄之模范",赞扬程敬通为"天下之神手也"。《医法心传》1卷,载52证,重于论理,多有独见。两书看似是普及读物,实则融会贯通各家之说,"博而约之,神而明之",以心法审证用药,机动灵活。如《医法心传》对眩晕病机的认识,提出"六淫之感,七情之伤,皆足是病""怒气伤肝,则肝火上冲"

"脾受湿伤,久则湿热凝。肾水不足,而雷龙之火震发于上,皆能为眩为晕,其得之气血耗损,更自不少,或虚或实,切而知之",治法概以清火、导痰、理气、养血为正,可以说综合了前代风(《黄帝内经》)、火(刘河间)、痰(朱丹溪)、虚(张景岳)各家之说,其立论比陈修园之综合约早 160 年。

《迈种苍生司命》4 卷,康熙二十年(1681 年)无名氏,序后有许怡庭补录称是"书乃槐塘名医程敬通先生自著家藏秘法",曾被送病儿来的奥人窃去,康熙年间岩寺医生汪廷佑在出诊时见此抄本,辨识而使之光复,乃传抄至今,1988年纳入《新安医籍丛刊·杂著类》刊行。

程敬通重视古医籍,对《外台秘要》(40 卷)尤为推崇,见此书自五代至宋刊本较少,"及今将绝",于是断荤少饮,无间寒暑,于 1640 年重新校刊于世,现之传本即其重刊本。

程敬通一生诊务繁忙,门庭若市,然仍奋力著述。时又被举为族长,曾牵头修族谱,重视家族文风的采录与传承,其典型的儒医风范,对家族后裔的治学研习有一定影响。《程氏族谱》载:"衍道为浙之庠生,性敏而念慈,医明而普救,活人无算",名播徽、宁两府。徽州名士金正希序盛赞衍道,称其"临症治疗,指脉说病,微言高论,叠见层生,虽极贱贫,必问端详,反复精思,未尝厌怠。其疑难者,多至盈时,惟恐少误。"

侄孙辈休宁程云来、太平县孙广从其学。

4. 程应旄推衍"杂病准伤寒"与"错简"说

程应旄,字郊倩,明末至清康熙年间人,程敬通侄孙,曾寓扬州行医。

程应旄十分推崇家族先人程松厓之学,认为六经辨证不只是教人辨治伤寒,《伤寒论》是一部以伤寒为例来教人如何辨证论治的样本。其《伤寒论后条辨》指出:"盖题旨非是教人依吾论去医伤寒,乃是教人依吾论去辨伤寒,非单单教人从伤寒上去辨,乃教人合杂病上去辨也。"他还在研读《松厓医径》的基础上,于 1670 年撰《医径句测》,对六经分属病证逐条进行"句测"。还辑有《医学分法类编》、校刊《河间三书》。

程应旄对同乡方有执的《伤寒论条辨》也甚为推崇,倡和方氏错简重订说,于 1670 年撰《伤寒论后条辨》,全书分礼、乐、射、御、书、数 6 集,计 15 卷。礼集不入,为张仲景自序、辨伤寒注 5 篇、王叔和序例辨伪。乐集卷一为辨脉法,卷二为平脉法,卷三为痉、湿、喝病脉证篇。射集卷四、卷五为辨太阳病脉证篇第

一、第二。御集卷六为辨太阳病脉证篇第三,卷七、卷八为辨阳明病脉证篇第二。书集卷九为辨少阳病脉证,卷十为辨太阳病脉证,卷十一为辨少阳病脉证,卷十二为辨厥阴病脉证。数集卷十三为辨霍乱病脉证、辨阴阳易病、辨瘥后劳复病脉证,卷十四为辨不可发汗、发汗、发汗后、不可吐、可吐、不可下、可下 7 种病脉证,卷十五为 113 方,后附王叔和原注编次、方有执《伤寒论条辨》编次、喻嘉言《尚论篇》编次。

虽然程应旄基本保留了王叔和旧编的全部内容,但强调研习《伤寒论》,不可以"伤寒"二字读《伤寒论》,而当以"表里脏腑"四字读《伤寒论》,认为处处皆从表里脏腑四字法着手眼,虽广而为千万奇形怪状之病,均可以伤寒概括之,攻伤寒"须于表里脏腑中辨出虚实寒热来,方识病之有本有标,有主有客,有真有假,有异有同。此其枢纽,全在脉上。二脉法上有了枢纽,自然以我之虚实寒热活处用六经,而不为六经之表里脏腑呆处用,拨动枢纽,通体皆张。"

5. 程云来继承家风编刊医著

程云来,名林,字云来,号静观居士。少从叔祖程敬通学医 10 余年,徙休宁,侨居杭州、南京,曾寓扬州等地行医。明末扬州决战十日,战后医界首返扬州者,乃程云来先生。博览群书,多才多艺,精文学和医学,善金石书画。酷爱藏书、著述,所得诊金都用于编刊医书。

程云来著述颇丰。《伤寒择疑》1 卷撰于 1648 年,江西喻嘉言传业于徐彬时,曾以此书作为教材。《金匮要略直解》3 卷成书于 1673 年,多引名医名著之论,注释精辟,言简意赅,直截了当,不作迂曲误人之谈,是《金匮》注本中的善本之一。《程氏续即得方》正续两编 2 卷,系为普及医药知识而作,多选易得药物的验方。《医暇卮言》2 卷,收录医药典故,于 1676 年编成刊行。陆定圃在《冷庐医话》中称:"新安云来博究群书,所著《医暇卮言》,乃深于格致之学者……其他论气化,论物理,深得天人一理之旨。"另载其有《伤寒论集》(未见)、《难经注疏》《医学杂著》(未见出处)。

宋代《圣济总录》200 卷,程云来按原书门类,撮其旨要,精选证方,重为辑纂,于 1681 年删定编成《圣济总录纂要》26 卷,所录诸方,临证适用,便于刊行流传。

子程与绳传其学。

6. 程正通因误受辱,埋头医学成"仙医"

程正通,乾嘉年间(1738～1820 年)人,据其《眼科秘方》江鼎臣序记载,其初行医时,有邻村大家闺秀因痞积,头晕目眩,以罗巾蒙头,延请治疗,程正通误诊,答以"玉燕投怀",大受斥责和侮辱,幡然奋起,上黄山文殊院埋头于岐黄之述,足不下山 10 余年。直到遇到一位同乡曹性司礼鸿胪,因病太医不治,劝其解甲归田,从而遨游山水间,故为其施治而愈。相互劝勉鼓励,方下山回到槐塘家中开诊。以方术活人,踵门求医者纷纷然,日无闲暇,奇症怪病应手而愈,声名远播。

《程正通医案》程曦序还记载了几则神奇的传说:相传一日坐诊,病人满座,其中一人忽然大吐鲜血,势如涌泉,程正通急诊之,六脉调和,于是抓住此人不放手说:"君殆非人耶?"其人站起掭了一下先生的胡须,说:"先生正通也",飘然而去,从此先生胡须一直半白半黑,正通之名也传开了。又一日,其途遇数人挟枢而行,程正通见枢内流出鲜血,闻知乃一产妇,遂曰此人尚活,启棺用针治而复活。故程曦说:"吾家程正通先生,乃槐塘仙医也,术妙轩岐,功侔卢扁,视人疾病有若洞见脏腑者。"并发出了"然自先生往,吾徽竟无一人及其术者"的感叹。其《仙方注释》李瑞钟序称:"皖歙程正通先生,高尚不仕,以方术活人,割皮解肌,诀脉结筋搦髓,揲荒爪幕,湔洗肠胃,漱涤五脏,论者等诸俞跗之神异。"以上 3 部程氏著作,著名温病学家雷丰对其大为赞赏。

7. 程四昆、程时彬开启黄源村吴山铺程氏伤科

民国《歙县志》载,程时彬生于康熙末年,"槐塘人,与兄时亨,时中均精伤科。后迁黄源"。今又有程氏后人程建平提供资料称,三兄弟系随其父程四昆迁于歙西岩寺之黄源村,程四昆当做一世,然三兄弟唯程时彬一脉传术,至第五代伤科迁吴山铺始称"吴山铺伤科"。

8. 程芝田读书临证两不偏废

程芝田,清道光同治年间人,博学通文,因世袭医学,又师从休宁石田汪仰陶,尤精医理。悬壶浙江衢州,应手奏效,远近闻名,衢人绘有"杏林春色图"赠之。衢州雷逸仙从其学。

程芝田著有《医传心法》1 卷,辑医论若干篇,大旨源于《黄帝内经》《伤寒

论》等名著和名医之言,认为"《伤寒论》可统治男妇小儿"各科病症,称"是编不过发先贤奥旨,扩而充之,并非师心自用也",实则活水自有源头来。又著《医学津梁》,乃积 20 余年从医之历,摘前贤要旨,选经验良方集成,共 4 卷,卷一、卷二、卷三为内科,载 36 症,卷四为妇科,为初学入门读物。

程芝田强调以儒家之心传医家之法,认为读书临证两不可废。

9. 程曦得雷氏亲炙,再续程氏心法

程曦,清同治光绪年间人,因双亲均疾病误治而亡,抱痛殊深,立志学医,于清光绪初年秋,随著名医家雷少逸学医。雷少逸授以自著《时病论》等医书,晨昏教读,启迪殷殷。如此燕去雁来 10 年之久,一直随师侍诊。程曦对雷师认真教授门人甚为感叹,他说:"思吾师课徒之心甚苦。书中轻案、重案以及死案,一概详之,未始非临证之一助。"故业医之暇,将雷少逸临证医案整理详注,于光绪八年(1882 年)冬告成,现《时病论》中医案多处均见程曦之注。雷少逸从中择选轻、重、死等典型病案教习弟子,成为其授徒课本。又取尊师平日选读之书,删繁约简编成《医家四要》歌诀。

光绪九年(1883 年)春,程曦得先祖程正通遗方,共有 57 则,然其案古奥难明,案语言言简意邃,用药简洁精当,便请教于雷少逸。雷师阅之慨然对曰:"丰城剑,汴和玉,汝得之矣。"赞颂之余,遂一为之开导释之。在雷少逸的指导下,程曦为程正通遗方逐一注释,并仿程正通手迹加以钩摩,同窗旧友江倬、江韵泉参注,雷少逸之子雷大震参校,取名《仙方注释》(又名《仙方遗迹》),临摹手抄本流传于世,1927 年由衢县龚六一(六一莲)以《程正通医案》编入《六一子医学丛书》中,全一集,刊行于世。对《程正通医案》的注释,体现了程曦的渊博学识。如该书第 56 则医案:"诸证屏,项尚强,脉象如蛇,庶望解。酒炒当归五钱,真阿胶五钱,藁本一钱,羌活一钱,酒炒赤芍一钱五分,百沸汤煎。"程曦注曰:"此痉病之复方,盖痉本有躯热、足寒、头摇、口噤、反张、搐搦之证也。屏,去除也。今诸证屏去,惟颈项尚强,良由余邪未尽所致。凡痉病之因不一而足,有气虚而得者,有血虚而得者,有因寒而得刚痉者,有因风而成柔痉者,不可以不辨也。细揣此方,必因血虚之体患刚痉之症。何以知其为刚痉,而非柔痉?及血虚而非气虚?以其方中用藁本、羌活祛其余寒,而不用桂枝、秦艽祛其风也。用归、胶补其血分,而不用参、芪、白术补其气故也。百沸汤通行筋脉。筋脉流通,何痉之有?如蛇之脉者,是痉病之变脉也。其刚痉之本脉,弦劲而急。今如蛇之曲

屈,其弦紧强直之象而转为柔缓之形,故可知病有解之希矣。"如此言简意奥之案,经程曦注释,其蕴义尽悉无遗,易学易知,其功可与著案者同存。程曦还将雷少逸父亲雷逸仙遗留的方案数百条,与同窗江诚共同细加详注,印编成卷,其书名及内容已无从考,但从《时病论》注释文中,亦可窥及医学水平与临床技艺。如程曦注文,"观(雷逸仙)食泄之论,总不离乎木气克土,故治洞泄,皆仿飧泄之法,然其中之虚实,当细别之。盖飧泄因脾虚为多,所以完谷不化;洞泄因湿胜为多,所以体重漏红。属脾虚者,不宜偏利;属湿胜者,不宜偏补。斯二者,皆当审其虚实而分治之。"体现了程曦医学理论知识与临证经验的丰厚。程芝田、程曦同为歙县槐塘人,同悬壶浙江衢州,与雷逸仙、雷少逸父子在学术上的互相传承极为紧密,堪称地域医学交流的典范。程芝田为雷逸仙之师,其《医传心法》手稿失而复得,为雷逸仙之子雷少逸觅得,雷少逸于 1885 年请衢州知府刘国光作序,越两年由养鹤山房刊行;其《医学津梁》经雷少逸外孙龚香圃改名为《医约》,于 1927 年由《六一草堂医书丛书》刊行。而程曦受业于雷少逸,不仅在其指导下注释先祖之《程正通医案》,而且整理雷逸仙遗留的方案,也请衢州知府刘国光作序出版,这是一种水乳交融的关系。

10. 程镜宇著痧喉专书

程镜宇,字翼安,清道光至光绪年间人,同治末至光绪初年驻通州石港任盐扬大使,精于医学,光绪元年(1875 年)于扬州撰《痧喉阐义》。形喉流行虽烈,但向无专书,故其收辑有关形喉的病因、鉴别、转归、表现、辨治要领、用药法度等文献,集成专书。他赞成陈耕道《疫痧案》,以痧喉"表邪为末,火炽为本"为说,反对治以寒凉。书后附各家专论及经验用方。

此外,程杏轩、程有功等新安大家也被认为是槐塘世系医家。

附录4　新安世医传承链

　　新安医学有一个备受关注的流派特色,那就是父子相袭、兄弟相授、祖孙相承、世代业医的家族链现象十分明显。据目前的研究统计,自北宋以来,新安世医家传三代以上至十五代乃至三十代的共有139家,名医达3000余位。800多年来,名医世家纷起,薪火相传不断,绵延有序,新安医学呈现出持续发展的繁荣景象。现从139家中选出12家代表性的新安世医链,介绍如下。

1. 歙县张氏医学

　　歙县张氏医学始自北宋张扩。张扩出身富裕家庭,家族以医名世,少年时即从湖北蕲水庞安时游学,同学60人,独张扩一人深得这位"北宋医王"的厚爱,后又赴西蜀师从王朴学太素脉,得其秘传而归。方脉俱精,因入朝公干面为"承务郎",故曾行医于汴京(今河南开封)和陪都洛阳,"术亦高而名益著,江右缙绅士夫咸往就诊","名满京洛",曾治愈户部郎中黄漠父子病症,应召为王安石女儿、蔡京妻子治病,蔡京赞叹"天下医工未有如张承务者",后"以医术受知于忠宣范公",更得北宋政治家范仲淹次子范忠宣的知遇之恩。范仲淹不仅留下了"先天下之忧而忧,后天下之乐而乐"这句千古名言,还留下了"不为良相,即为良医"这句同样并传百世的名言。

　　张扩传医术于弟张挥,张挥"为徽州医师之冠";张挥之子张彦仁承其业,其医术更妙于张扩;张彦仁再传子张杲,编撰了《医说》10卷。一家三代5人行医,仰承俯授达110多年,成为新安第一名医世家。我们说新安医学,一般就是从"歙县张氏医学"算起的,正如黄宾虹所言"歙之良医先著于宋张扩"。

2. 新安"保和堂"陆氏医药世家

　　新安陆氏是唐末迁入新安的移民,新安"保和堂"药号盛于宋而始于唐,"始自唐宣公"。唐宣公陆贽系唐代中期的名相、政论家和文学家,吴郡嘉兴(今属浙江)人,编录有《陆氏集验方》50 卷,其后裔据此而开设"保和堂"药号。新安陆氏一脉数代精医,宋元明三朝或为翰林院医官,或入太医院,"父子祖孙相继绩述,而陆氏之岐黄益以有名于天下",不断发扬光大了"保和堂"医药事业。尤其到明代,陆氏名医足迹"几遍天下","保和堂"丸散制剂更是盛行于世,"陆氏之迹之所不到,诊治之所不及,保和堂之丸散及之",名闻大江南北。

"保和堂"药店是新安最早、也是全国经营时间最长的药店。民间故事《白蛇传》还把"保和堂"药号写入其中,流传至今,可见其名声之大。

3. 歙县黄氏妇科

歙县黄氏妇科始自南宋,从孝宗年间(1163~1189 年)黄孝通受御赐"医博"开始,传至明代崇祯年十四世黄鼎铉,奉旨进京治疗贵妃血崩之症,一剂而愈,"医震宏都",再传至清代十七世黄予石,妇科闻名江浙各县,尤擅治横生,倒生等难产之症,而能保母子平安,被病家誉为"送子观音",著有《妇科衣钵》等书。其子、孙、曾孙、玄孙均继承家学,传至 20 世纪二十四世黄从周,设《徽州日报》"新安医学"专栏,二十五世黄孝周曾任新安医学研究中心主任。至今已历 20 世 800 余年,代不乏人,人称"医博世家",名闻遐迩。

歙县黄氏妇科是新安医学家族传承的典型代表,也是传承至今的新安医学世家中世传最久的一支。

4. 歙西余氏医学世家

歙西余氏医学世家始自明代正德、嘉靖年间(1505~1566 年),曾任湖北钟样县令的余傅山,得隐士传授医术,归山回乡后鼓励堂弟余午亭从医。余午亭(1516~1601 年)精医,"投入匕剂,无不桴鼓相应,名噪寰内",穷乡僻壤靡不周知,曾受医于汪机弟子、太医汪宦,著有《诸证析疑》一书,医林誉称《苍生司命》。传子余小亭、余仲亭和吴崛,皆为名医,仲亭还曾任徽府医官。传到清代孙辈,名声更大,其后五代中均有继承家传医业者,时有"大江以南良医第一"之声誉。

余氏医学延续八代,代有名医,名冠徽郡,是明清时期最著名的新安医学世家之一。

5. 歙西澄塘吴氏医家

歙西澄塘吴氏医家始自明代嘉靖隆庆年间名医吴正伦(1529~1568 年)。

吴氏幼年丧父,家贫,每典衣以补不逮,养鸡售蛋以购书,15岁时即博览群书,笃好医学,青年时师从于浙江德清县名医陆声野,壮年游齐燕,撰有《养生类要》《脉症方治》等著作。其诊治疾病按脉审证,因症酌治,因治定方,医术高明,疑难重症,应手取效,在北京治愈多位公卿重病,名传遐迩,后因治愈穆宗贵妃和尚在襁褓中的明神宗之疾,而得到穆宗的赏识,名噪京华。道家创始人老子有言在先——"福祸相依""美好者不祥之器也",战国神医扁鹊(秦越人)遭秦医官妒忌而被暗害的一幕悲剧又一次重演了,文献记载吴正伦因遭到宫中太医的妒忌,竟以毒酒暗害致死,年仅45岁,令人扼腕叹息。

天不绝人,其子孙后代均有承其衣钵者,代出名医。侄孙吴崑学医于余午亭,学验俱丰,著医书8种。从吴正伦传至清代第五代玄孙吴楚,吴楚曾用一剂药救治74岁祖母遍求名医均不愈之症,从而入定医门,其治病奇验如神,被称为"天山神仙",著《医验录》上、下集。吴氏医家延续七世,名垂青史。

6. 歙南定潭"张一帖"内科

"张一帖"内科也始自明代。明隆庆、万历年间(1567~1619年),歙县定源张守仁、张凤诏父子专攻劳力伤寒等危急重症,研制出18味药组成的"末药"(一种粉状药剂),往往一贴见效,逐渐有了"张一贴"的美誉,世代相传400多年。当地凡急性寒热交作重症,即使深更半夜也要打着灯笼"赶定潭",民国时期经学大师吴承仕赞曰:"术著岐黄三世业,心涵雨露万家春"。传至民国十三代因膝下无子而传给了女儿张舜华和女婿李济仁。传今十五代,"兄弟三博后、门七教授",医界传为美谈。

2011年,"张一帖"内科疗法被列入"国家级非物质文化遗产名录·中医诊疗法"中。

7. 歙西郑氏喉科

"郑氏喉科"始自清代康乾年间。其实早在明代嘉靖初年(1521年),歙西郑村郑赤山精研岐黄,传至清朝第六代郑于丰、郑于落兄弟,因经商于江西,得南丰名医黄明生秘传而专攻喉科,于康熙六十年(1721年)分为南园、西园两支。其代闻名于世,相传至今已历十五代,长盛不衰。其中第十三代、十四代传人郑景岐、郑日新父子分别是现代首批和第五批全国名老中医药专家学术经验继承工作导师。

2012 年,"郑氏喉科"被国家中医药管理局确立为"全国首批 64 家中医学术流派传承工作室"建设单位,2014 年,"西园喉科医术"入选"国家级非物质文化遗产名录·中医诊疗法"中。

8. 绩溪龙川胡氏医学

绩溪龙川胡氏医学以清中期(18 世纪)胡仲伟悬壶为始祖,而追根源始自明代抗倭名将胡宗宪的父亲"司药"和龙川胡家开设的"余庆堂"药号(16 世纪)。这个"余庆堂",比清代后期红顶做商胡雪岩在杭州开设的"胡庆余堂"药号要早 300 多年。从开设药号伊始,"龙川胡"连续五代以医济世,有行医于苏州者,有供职于太医院者。到胡仲伟有"再扁鹊"之声誉,传到胡光涵、胡光淡,凡绝症药到即苏,时人每以"咸先生、淡先生"为口碑。自胡仲伟至今已历十三代、延续不绝 300 多年。

9. 黟县碧山李氏内科

黟县三都碧山村李文意,行医始于清中期,传至第四代李能谦,幼随祖父和父亲学医,攻读古典医籍,长于治温病及疮疡。时值太平天国军兴起,张文毅、曾国藩相继带兵入徽,李能谦因治愈张文毅风痰头痛而得六品官衔,又曾治愈曾国藩时疫等症,受曾氏赞赏,遂名声远播。

其弟李能敬亦精医,远近求治者接踵,西递胡朝贺曾赠"著手成春"匾额。李能谦次子永泗、三子永铎从其业,整理《三世医案》,名声较著。李永铎先随伯兄李永泽学医,悬壶江西、祁门等地,1886 年回黟,医名几可与其父争辉。第六代李培芳,将祖父李能谦的临床医案整理成册,歙县大儒汪宗沂为之撰序作传,民国曾任黟县诊所所长和黟县医学会主席,世人称"三都先生",李氏内科始称碧山派。第七代李小芳、第八代叶金鹏,尽得家传。

10. 歙县黄源村吴山铺程氏伤科

歙县黄源村吴山铺程氏伤科始于清乾隆年间,程四昆与子程、时享、时中、时彬父子 4 人,由槐塘村迁黄源村,得一黄姓医生密授伤科医术,始精于伤科。第二代程时彬传子士华,士华传子鹤生,鹤生传子水裕,早时被称为"黄源村伤科"。程永裕后寄寓定居于歙东吴山铺,专治伤科,医术精湛,活人无算,世始称"吴山铺伤科",一直延续至今,已历十二代,传承 300 余年。

其中,第七代程秉烈,曾行医于歙南瞻琪,旅浙江衢州时在寓所见《伤寒明理论》,作《伤寒注释》2卷,又撰《脉诀捷径》1卷传于世。第八代程润章著有《伤科汤头歌诀》1卷,原著现藏于第十一代程建平处。

11. 新安王氏内科

新安王氏内科又称"富堨王氏内科",始于清代嘉庆、道光年间(1820年),歙县富堨乡王学健受业于新安名医程有功,得其真传,医名渐著于江、浙、皖、赣,当年张之洞、左宗棠常延其诊脉。子王心如、孙王养涵得其所传,声名益著。民国二十六年(1937年)许承尧编撰出版《歙县志》,书中单设"王谟"条目,"谟幼承家学,专精医术,远近求医者咸归之,称新安王氏医学"。而在此之前,许承尧还曾作有《王漾醑君传》,称王谟(字养涵,又字漾醑)"祖履中、父心如皆能医,至君益著,远近之术医者皆归之,称新安王氏医学",并记述了许氏族孙病危其一剂治愈的事迹。这也是20世纪"新安医学"一词提出的重要依据之一。

王养涵传家学于次子王仲奇,王仲奇光大家学,传术于三弟王殿人、四弟王季翔、七弟王弋真;再传至第五代王樾亭、王蕙娱、王燕娱、王任之、王乐匋等,第六代有王宏毅、王宏殷、王运长等,第七代有王又闻、王睿等,皆秉承家学,分别在沪、皖等地执教、行医。

新安王氏薪火传承七世,绵延近两百年,代有名医,在近现代影响最大。如王仲奇为近代新安医界巨擘,民国"江南四大名医"之一。王任之曾任卫生部学术委员会委员、安徽省卫生厅副厅长、中华全国中医学会安徽省分会会长,常应邀为叶剑英、李先念、邓颖超、邓小平夫人等一大批老一辈革命家及其家属诊病问疾,周恩来曾嘱咐他多培养几名接班人。王乐匋为首批全国名老中医药专家学术经验继承工作指导老师、原卫生部高等医药院校中医专业教材编审委员、林宗杨医学教育家奖获得者、新安医学研究会首任会长。

12. 歙县蜀口曹氏外科

歙县蜀口曹氏外科始自清咸丰年间,始祖曹启师从浙江嘉兴名医程玉田学习疡科。据民国《就县志》记载,曹启梧"尽得其术,并有发挥,遇重病他医不能治者,应于辄效",鸣于休宁、绩溪、淳安等周边各县。传子曹丞延、曹承隆,业务繁忙,因治愈休宁县翰林吴庭芬背疽重病,受赠"妙手回春"匾额,名声大振。为方便患者就诊,1932年,曹丞延率长子曹崇竹和孙曹嘉耆迁居富堨乡,与新安王氏内科择邻而居。1948 年,曹嘉迁居歙县县城徽城镇大北街,专于中医外科。第五代曹恩泽是第三批全国老中医药专家学术继承人指导老师、安徽省中医肾病专家、安徽省国医名师。曹恩溥为农工民主党黄山市委秘书长、黄山市前进中西医结合医院院长。曹氏外科代有传人,历经六代 140 余年。

综上,新安医学一支一脉,世代传承,经久不息,数量之多,时间跨度之长,史所罕见,成为新安医学兴旺繁荣、不断发展的一个重要标志,也是新安医学薪火相传、从未间断的一个重要保证。

附录5 中国古代女医制度及三姑六婆涉医群体

中国封建社会是一个男权主义时代,医疗制度以男性为主体而设立,医生以男性居多。但从民间到宫廷医疗,也都不乏女性的身影,她们凭借着自身的经验、家族的传承、从男性知识圈中习得的理论等,在民间基层医疗、宫廷医事中发挥了重要作用。民间女医湮没于历史,宫廷女医得以记于史册多是由于其身份的变更和提高。

1. 中国古代女医制度兴衰历程

早在秦汉魏晋时期,女医初露锋芒。汉代已有专门医治妇女疾病的女医,民间女医中医术高明者,常应诏担任宫廷女医,开始专门设有为皇后、公主看病的女侍医、女医、乳医等。如《汉书·孝宣许皇后传》记载:"女医淳于衍者,霍氏所爱尝入宫侍皇后疾。"[166]8764《汉书·霍光传》记载:"显爱小女成君,欲贵之私使乳医淳于衍行毒药杀许后",颜师古注曰:"乳医,视产乳之疾者"。[166]2223可见,汉时女医服务于皇后、公主等宫廷女性成员。

又如《史记·酷吏列传》记载女医义姁:"义纵者,河东人也。为少年时,尝与张次公俱攻剽为群盗。纵有姊姁,以医幸王太后。王太后问:'有子兄弟为官者乎?'姊曰:'有弟无行,不可。'太后乃告上,拜义姁弟纵为中郎,补上党郡中令。治敢行,少蕴藉,县无逋事,举为第一。迁为长陵及长安令,直法行治,不避贵戚。以捕案太后外孙脩成君子仲,上以为能,迁为河内都尉。至则族灭其豪穰氏之属,河内道不拾遗。而张次公亦为郎,以勇悍从军,敢深入,有功,为岸头侯。"[167]

宫廷女医因在民间积累了丰富的医疗经验而入宫廷,治疗对象由患有各种疾病的普通人变为皇族,诊治病种也由多种疾病变为相对有限的疾病,行医环境特殊,稍一不慎就大祸临头。如汉宣帝时的淳于衍载于《汉书·宣帝纪第八》

和《汉书·外戚传第六十·孝宣许皇后传》,淳于衍精于切脉,通晓医药,有"女中扁鹊"之称,在民间积累了行之有效的医疗经验,但因卷入政治争斗,最后落得"署衍不论"的结局。

汉代从民间选取优秀女医供事后宫,隋唐医政重著述、教习,女医制度逐步正规化。重著述和重教习也深刻影响了这一时期的女医发展。隋唐时期名女医在行医著书方面一般都有建树。女医赵婆载于《隋书·经籍志》,她撰有《赵婆疗瘵方》,惜原书已经亡佚。另一位唐代女医胡愔撰有《黄庭内景图》《黄庭外景图》各 1 卷,还有《补泻内景图》3 卷,现仅收载在宋人编辑的道藏文献丛书《道藏》中的《黄庭内景五脏立腑补泻图》1 卷存世。

近年发现天一阁藏书中,有一份明代手抄本宋《天圣令》,手抄本不仅录有宋《天圣令》原文,而且还附有唐代律令对照,唐律令中的《医疾令》篇保存了规定女医教育的唐令条文"女医"条,比较详备地记录了唐初宫廷女医选择的标准、人数、教育内容、方法和时间等。[168]整理复原后的文件写道:"诸女医,取官户婢,年二十以上三十以下,无夫及无男女、性识慧了者五十人,别所安置,内给事四人,并监门守当。医博士教以安胎产难及疮肿、伤折、针灸之法,皆按文口授。每季女医之内业成者试之,年终医监、正试,限五年成。"关于唐代女医教育的设立、学生的选取、医博士教习女医的授业内容及讲授方式、女医的考试及学习年限等都很清楚。唐律令中的《医疾令》十分有力地证明了,在唐代时女医已经进入了国家的制度视野,专门培养女医的教育机构已经出现。唐代女医学生主要来自官户奴婢,二十以上三十以下无夫无子的聪慧女性,主要学习安胎产难,兼及疮肿、伤折、针灸之法,分属医、按摩、针不同的科目。由于官户婢没有足够的文化知识,不具备读医经、医方的能力,所以学习内容主要靠医学博士"按文口授",每季由女医中已学成的负责进行季测试,年末由医监、医正进行测试,女医学习年限为五年。

可见,宫廷女医主要是为宫廷女性成员设立的,方便女性成员就医。生育过程中从胎儿孕育到生产和产后照顾,以及孕、产妇可能出现的不适症状等,男医有诸多不便。自古在生产中有经验的女性便担当着重要的角色,只是在唐以前,辅助生产的女性可能主要依赖经验,而唐代从制度上设置了女医教育机构,保证了女医水准,这是女医发展史上的一大进步。由于女医受教育程度的情况受到限制,尽管女医在某方面可能有很出色的医术,但对医学理论没有突出贡献,现存的女医所著医书多数是些病例记录或诊断记录总结。

到宋代,除沿革唐制继续设立太医局进行医学教育外,宋徽宗颁诏将医学隶属于当时的最高学府国子监,以"教养上医,广得儒医",医学始被纳入儒学教育体系。儒医地位得到确立,"医而优则仕",提倡儒医实质上起到了以儒学改造医学的作用。受宋代儒学"格物致知"学风的影响,不少宋儒以医论道、以医论政。医学的济人利事与儒学的仁孝相结合正符合传统的伦理道德标准,"为人子者,不可不知医"等也被提出。宋代在医学教育的课程设置中,基础理论课比重较大,重视基础理论研究。重儒、重理的医政对女医而言是弱项,致使女医发展边缘化,尚未发现宋代女医著述大家,只在民间女医中有精通外科的女医张小娘子及其《痈疽异方》、洪迈《夷坚志》中记载的一位懂按摩的会稽萧山民女武元照和江休复《江邻几杂志》中记录的京师巫医张氏"灯焰烧指针疗诸疾,多效于用针者"。反映了两宋时期的女医更多地采用针灸、按摩术等外科技艺,这与宋代发明针灸铜人,进一步推动了针灸术在民间的应用相关,也使民间女医运用针灸术更为常见。但同儒医的切脉诊断理论体系、阴阳虚实辨证治疗相比,这些技艺是不入流的,更与儒家对身体的理解相排斥,导致女医及其医疗实践被贬低,使女医发展边缘化。

至金元,医学地位的彰显,与女医步入低谷形成鲜明对照。辽金元三代对医生、工匠等技术人员都采取了保护措施,其中儒医也在保护之列。元代将人分为十等,医生位居第五,仅次于官吏僧道。元代宫廷医官的秩品普遍高于以往,医户还免除徭役差遣。元代注重提高医生质量,如规定不经选试及注册的医生不能行医、建立医学生的考选制度等。政府规定考生来源主要从在籍医户及开设药铺行医货药人家的子弟中选取合格者就读,并要求所有医学生必须精通儒家经典,不精通者,禁止行医。金元时期强调文化基础知识的重要性,也在很大程度上影响与抑制了女医的培养和发展,女医发展与这一时期金元医学迅猛发展为成鲜明对比。

以上回顾,反映出明清以前,中国古代女医大多都是因服务于皇室而闻名,少有民间女医能为人所知。但明清沿袭世医制度,女名医的崛起与民间女医分流日趋明显。明代《大明会典》制定了更加严格的分行分户、子袭父业的行户世袭制度,太医院的医学生一般从医户子弟中选拔,医户都要登记造册,有利于稳定医生队伍。从另一方面看,家传技艺又得到了充分的发展空间,女医便在这扩充空间中找到了适合自身发展的土壤。步出低谷的明清女医虽和早期民间女医形成了分层景象,即女名医的崛起与民间女医的分流日趋明显。

明清两朝女医在江南民间行医的记录逐渐增多,其中颇具代表性的是明代无锡女医谈允贤。她出生于医学与科举成功结合的家庭里,父兄皆为地方官员,祖父以入赘的形式进入无锡黄氏世医家庭,祖父曾任南京刑部郎中,是当地的名医,祖母也对医药十分精通。谈允贤在祖父母的指导下熟读《黄帝内经》《脉经》等医学书籍,以其独到的医德医术,赢得"相知女流眷属,不屑男治者,络绎而来"。当时由于封建社会礼教的束缚,羞于请男医诊治,因而常常贻误病情。谈允贤医术精湛,远近闻名,女性患者纷纷前往。后来,谈允贤将祖母传授的医术和自己多年的临床经验总结写成了一部《女医杂言》。

像谈允贤一样,明清两朝的职业女医仍以出身于世医家庭者居多,她们往往从小就表现出学医的天赋,然后经丈夫或家族长辈的教导而习得医术。她们的医术最初表现在为亲戚朋友看病的时候,在获得名声之后,便挂牌正式行医。恰如郑金生研究发现,在明清江南地区,医学世家中培养女性习医是地方志人物传中常有的现象,所以应该有更多隐姓埋名的女医不为人所知。她们一般有固定的活动范围,以治疗妇科、儿科疾病为主。此外,普通家庭中的女性,通常需要担负起照料家人健康的职责,可谓是当时的"家庭医生"。

综上,中国从秦汉至清代,始终没有形成完整的女医制度,但中国古代女医在不同时期、不同医政文化制度下经历了一段易被人忽视的兴衰历程,这也为我们对中国传统社会医疗体系的研究留下诸多启示。

2. 三姑六婆涉医群体

产育是妇女生活中的普遍事件,接生者也是妇女分娩时不可缺少的群体。在中国古代传统社会,严格的男女关防以及贞洁观念,为女性接受男性医者的服务带来了种种不便与障碍,也为女医、医婆提供了生长和发展的空间。男性医家在妇产方面主要是承担治疗疾病的角色,而接生等具体操作则是依靠"三姑六婆"来完成的。[169]

"三姑六婆"一词,首先由元初的赵素提出,他在《为政九要》中说:"官府衙院宅司,三姑六婆往来出入,勾引厅角关节,搬挑奸淫,沮坏男女。三姑者,卦姑、尼姑、道姑。六婆者,媒婆、牙婆、钳婆、药婆、师婆、稳婆。斯名三刑六害之物也。近之为灾,远之为福,净宅之法也。犯之勿怒,风化自兴焉。"[170]而元末明初陶宗仪的《南村辍耕录》卷十中关于"三姑六婆"的文字则更为人所熟知:"三姑者,尼姑、道姑、卦姑也。六婆者,牙婆、媒婆、师婆、虔婆、药婆、稳婆也。

盖与三刑六害同也,人家有一于此,而不致奸盗者,几希矣。若能谨而远之,如避蛇蝎,庶乎净宅之法。"[171]陶宗仪《南村辍耕录》中记载相类似的有南宋袁采的《袁氏世范》,其中载有:"外人不宜入宅舍"条:"尼姑、道婆、媒婆、牙婆及妇人以买卖、针灸为名者,皆不可令入人家。凡脱漏妇女财物及引诱妇女为不美之事,皆此曹也。"[172]按清人褚人获的解释,"药婆"指"捉牙虫,卖安胎堕胎药之类"。[173]她们身处街巷,为人疗病、卖药或帮助妇女堕胎,以此谋生,其中有些人或也精通方脉,但大多数人则不辨方脉。梁其姿将袁采所记女性分为三类:宗教妇女、中介以及靠医疗服务维生的妇人。[174]

从民间到宫廷,三姑六婆是和女性生活健康关系密切的一类涉医群体。在宫廷,精通方脉的医婆,杂册在其他诸婆中。如"就收生婆中预选名籍在官以待内庭召用,如选女则用以辨别妍媸可否,如选奶口则用等第乳汁厚薄隐疾有无"。[175]明代后宫不定期地择选"三婆"(所谓"三婆",是谓奶婆、稳婆和医婆。)入宫。明人沈榜的《宛署杂记》记:"民间妇无得入禁中者,即诸宫女已承恩赐名称,其母非得旨亦不入,惟三婆则时有之……医婆,取精通方脉者,候内有旨,则各衙门选取,以送司礼监会选,中籍名待诏。入选者,妇女多荣之。"在民间,妇女求医问药多选女医、医婆,生产则要依靠"稳婆""看产之人",因为女性医者能进入闺阁,这是男医们所缺少的先天优势。[176]

美国学者费侠莉认为,到14世纪三姑六婆的分类已分化为三种人群:信教妇女、典当商和经商妇女(包括媒婆)以及女医,其中的药婆和稳婆是从事医药服务的人员,尤其是稳婆主要为妇女接生,是具有实际医疗技能的女性医护者。[55]衣若兰对"三姑六婆"中的女性医者做过详细考察,认为"药婆"除了卖药以外,通常也懂得一些医学常识,能为人治疗牙病眼疾;"稳婆"负责助产接生,她们都属于传统社会承担医疗生育任务的女性;"师婆"则是靠烧香诵经或念咒施符替人驱魔看病的一类女性,兼有一定的医疗功能,属于传统时代普遍存在的民俗医疗力量。[177]

稳婆拥有与妇女产育相关的经验和技术,如判断妇女是否怀孕,临产期、接生、产后处理,还会治疗一些胎前产后的妇科疾病,同时也出售一些妇女用药。用时人的话来说,稳婆要扮演的角色就是"十分功体好生意,一片诚求保赤心,提之擎之功体保母,顾我复我惠及诸儿"。[178]丰富的经验和麻利的手脚是获得病家信任的必要条件。传统社会中稳婆识字率低下,其知识与技艺来源似并不主要通过书本获得。洪有锡,陈丽新在考察台湾的传统稳婆来源时归纳了三个方面:本身有几次生产经验,熟悉助产技术者;家传方式,代代以主子婆为业者;从中医或僧侣学习生产处置方法。上述三种稳婆来源中,第一种是亲身体验生产而无师自通者;第二种是家有祖传家业,顺理成章的继承稳婆者;第三种是以师徒关系学习生产处置方法者。[179]

与稳婆靠经验取胜不同的是,药婆获得医术的主要途径是“异人”的秘密传授,带有较多的神话色彩。她们与民间草头郎中和游方医等较为相似,靠行医售药为生。她们出售的药物以治疗常见病为主,如小儿发热、惊风,大人牙病、头疼等。

药婆、稳婆之类的女性涉医者早在汉唐时期就已经出现,只是随着其活动空间和社会影响的逐渐增大,又因稳婆涉及妇女分娩领域,成为医家颇为关注的对象。宋代医家已对稳婆的助产手法进行总结,表明在难产救助上医家对其之倚重,最终在明清成为妇女产育过程中的不可或缺者。三姑六婆是明清时期女性接受产育医疗服务的主要来源。虽然明清时期不乏医术精湛、品行高尚的女医,但仍不能扭转男性,尤其是士大夫与男性医者对女医的不良看法。他们普遍认为女医、医婆是一群对医术一毫不明,胡乱下药的庸妇。

明代医书中尚能见到技艺热练之稳婆的存在。至清代,医家表现出对稳婆之言的不信任与强烈排斥,他们认为稳婆是在医书中基本呈现忙冗慌张、混闹误事的形象,且遭文人士大夫强烈批判的一个职业群体。医生说产婆用力太过,是造成难产的原因之一。文人说产婆破坏了社会风气,是男女不正之风的来源。可见,医生对产婆的批评着重于技术,而文人则在于道德方面,二者对其批评与讽刺的指向不同。后者因属于“三姑六婆”之列,常遭文人儒士的批判。从传统文人知识分子的角度出发,三姑六婆之列属于社会的祸害和不稳定因素,在大量的通俗小说和文人笔记中,稳婆常被描写成诱导女子犯罪,或者利用医术骗取钱财一类的人物。文人儒士们往往视其为贪财好利、爱搬弄是非、会教坏良家妇女的一群不良女性。

综上,在明清社会中,女医和医婆面临着儒家知识分子和男性医者的大量批评,但这并不妨碍她们成为闺阁妇女信任的医疗群体。正如学者费侠莉对比女医谈允贤和明末儒医程茂先的医案,发现谈允贤对女病人情况的了解常来自目视与口问,而且沟通良好,这正是程茂先通常感到最无能为力的,他与女患者始终隔着藩篱,如若信息不足则只能求助于女患者的男性家属。[18]

参 考 文 献

[1] 王键,郜峦,黄辉. 新安医学的成就与特色[J]. 安徽中医学院学报,2009,
28(1):6-9.

[2] 徐子杭,洪军,陶红,等. 新安医学及其价值浅识[J]. 安徽中医临床杂志,
1999,11(2):130.

[3] 冯丽梅. 医学地域化:明清吴中医家与新安医家比较研究[D]. 北京:北京
中医药大学,2007.

[4] 梁峻,张志斌,张大庆,等. 医学史与医史学[J]. 中华医史杂志,2009(3):
67-72.

[5] 徐浩,侯建新. 当代西方史学流派[M]. 北京:中国人民大学出版社,2009.

[6] 李剑. 亨利·西格里斯对医学社会学的贡献[J]. 中国社会医学,1993
(2):54-56.

[7] 拜伦·古德. 医学理性与经验:一个人类学者的视角[M]. 吕文江,余晓
燕,等译. 北京:北京大学出版社,2010.

[8] 张大庆. 中国近代疾病社会史(1912-1937)[M]. 山东:山东教育出版
社,2006.

[9] 威廉·麦克尼尔. 瘟疫与人[M]. 余新忠,毕会成,译. 北京:中国环境科
学出版社,2010.

[10] Dunstan H. The Late Ming Epidemics:A Preliminary Survey[J]. Ch'ing-
Shih Wen-t'i,1975,3(3):1-59.

[11] 户部健. 北洋新政时期天津中医界的改革活动与地域社会[M]//中国社
会历史评论:第 8 卷. 天津:天津古籍出版社,2007:149-162.

[12] 罗芙芸. 卫生的现代性:中国通商口岸卫生与疾病的含义[M]. 南京:江
苏人民出版社,2007.

[13] 王吉民,伍连德. History of Chinese Medicine[M]. 台北:台北南天书

局,1985.

[14] 范行准.中国医学史略[M].北京:中医古籍出版社,1986.

[15] 陈邦贤.中国医学史[M].北京:商务印书馆,1937.

[16] 谢观.中国医学源流论[M].福州:福建科学技术出版社,2003.

[17] 陈垣.陈坦学术文化随笔[M].北京:中国青年出版社,2000.

[18] 陈寅恪.寒柳堂集[M].上海:上海古籍出版社,1980.

[19] 余新忠.关注生命:海峡两岸兴起疾病医疗社会史研究[J].中国社会经济史研究,2001,3(11):94-98.

[20] 梁其姿.明清预防天花措施之演变[M]//国史释论:陶希圣九秩荣庆祝寿论文集.台北:食货出版社,1987:239-253.

[21] 杜正胜.医疗、社会与文化:另类医疗史的思考[J].新史学,1997,8(4):143-171.

[22] 李建民.一个新领域的摸索:记史语所"生命医疗史研究室"的缘起[J].古今论衡,1998:59.

[23] 杜正胜.作为社会史的医疗史:并介绍"疾病、医疗与文化"研讨小组的成果[J].新史学,1995,6(1):113-151.

[24] 谢高潮.浅论同治初年苏浙皖的疫灾[J].历史教学问题,1996(2):18-22.

[25] 梅莉,晏昌贵.关于明代传染病的初步考察[J].湖北大学学报(哲学社会科学版),1996,5(17):80-88.

[26] 杨念群.西医传教士的双重角色及其在中国本土的结构性紧张[J].中国社会科学季刊.1997(5):1-2.

[27] 杨念群."兰安生模式"与民国初年北京生死控制空间的转换[J].社会学研究,1999(4):100-115.

[28] 杨念群.北京"卫生实验区"的建立与城市空间功能的转换[J].北京档案史料,2000(1):60-66.

[29] 曹树基.鼠疫流行与华北社会变迁(1580－1644)[J].历史研究,1997(1):16.

[30] 李玉尚,曹树基.咸丰年间的鼠疫流行与云南人口的死亡[J].清史研究,2001(2):19-32.

[31] 曹树基,李玉尚.鼠疫:战争与和平:中国的环境与社会变迁(1230－

1960)[M].济南:山东画报出版社,2006.

[32] 余新忠.清代江南的瘟疫与社会:一项医疗社会史的研究[M].北京:中国人民大学出版社,2003.

[33] 常建华.明代宗族研究[M].上海:上海人民出版社,2005.

[34] 梁其姿.中国麻风病概念演变的历史[J].中央研究院历史语言研究所集刊,1999,70(2):399-438.

[35] 林富士.东汉晚期的疾疫与宗教[J].中央研究院历史语言研究所集刊,1995,66(3):695-715.

[36] 邱仲麟.明代北京的瘟疫与帝国医疗体系的应变[J].中央研究院历史语言研究所集刊,2004,75(2):331-388.

[37] 余新忠.瘟疫下的社会拯救:中国近世重人疫情与社会反应研究[M].北京:中国书店出版社,2004.

[38] 梁其姿.宋元明的地方医疗资源初探[M]//中国社会历史评论:第3卷.北京:中华书局,2001:219-237.

[39] 苏卫平.明清以来徽州区域的疾病与医疗卫生体系研究[D].上海:上海师范大学,2009.

[40] 王敏.世医家族与民间医疗:江南何氏个案研究[D].上海:华东师范大学,2012.

[41] 邱仲麟.明代世医与府州县学[J].汉学研究,2004,22(2):327-359.

[42] 谢娟.明代医人与社会:以江南世民为中心的医疗社会史研究[M]// 范金民.江南社会经济研究:明清卷.北京:中国农业出版社,2006:1207-1208.

[43] 熊秉真.幼幼:传统中国的襁褓之道[M].台北:台北联经出版社,1995.

[44] 金仕起.古代医者的角色:兼论其身份与地位[J].新史学,1995(1):1-48.

[45] 陈元朋.两宋的尚医士人与儒医:兼论其在金元的流变[D].台北:台湾大学,1997.

[46] 余新忠,杜丽红.医疗、社会与文化读本[M].北京:北京大学出版社.2013.

[47] 蒋竹山.晚明祁彪佳家族的日常生活史:以医病关系为例的探讨[M]//都市文化研究:第2辑.上海:上海三联书店,2006:181-212.

[48] 刘希洋,余新忠.新文化史视野下家族的病因认识、疾病应对与病患叙事:以福建螺江陈氏家族为例[J].安徽史学,2014(3):82-90.

[49] 刘希洋.明代士大夫日常生活中的自我救疗与养护探论[J].福建师范大学学报(哲学社会科学版),2015(6):131-145.

[50] 雷祥麟.生命与医疗:台湾学者中国史研究论丛[M].北京:中国大百科全书出版社,2005.

[51] 杨念群.再造"病人":中西医冲突下的间政治(1835－1985)[M].北京:中国人民大学出版社,2006.

[52] 胡成."不卫生"的华人印象:中外之间的不同讲述:以上海公共卫生事业为中心[J].中央研究院近代史研究所集刊,2007(56):1-43.

[53] 张仲民.卫生、种族与晚清的消费文化:以报刊广告为中心的讨论[J].学术月刊,2008(4):140-147.

[54] 余新忠.从避疫到防疫:晚清因应疫病观念的演变[J].华中师范大学学报(人文社会科学版),2008,47(2):51-60.

[55] 费侠莉.繁盛之阴:中国医学史中的性(960－1665)[M].甄橙,译.南京:江苏人民出版社,2006.

[56] 邱仲麟.不孝之孝:唐以来割股疗亲现象的社会史初探[J].新史学,1995,6(1):49-94.

[57] 李建民.生命史学:从医疗史看中国史[M].上海:复旦大学出版社,2008.

[58] 刘伯山,付丁群.明清徽州宗族与乡村社会的稳定[J].徽学,2013,8(0):179-202.

[59] 叶舟.危机时期的士绅与地方:以休宁金声为例[J].安徽史学,2005(1):76-80.

[60] 唐力行.论徽州士绅的文化权力与乡村自治[J].安徽师范大学学报(人文社会科学版),2014,42(2):157-165.

[61] 程李英.论明清徽州的家法族规[D].合肥:安徽大学,2007.

[62] 陈柯云.明清徽州宗族对乡村统治的加强[J].中国史研究,1995(3):47-55.

[63] 张爱萍.继嗣与继产:明清以来徽州宗族的族内过继[J].安徽史学,2012(4):82-89.

[64] 张金俊.宗族组织在乡村社会控制中的运作逻辑:以清代徽州宗族社会为中心的考察[J].江西社会科学,2011(2):151-154.

[65] 陈瑞.明清徽州宗族与乡村社会控制[M].合肥:安徽大学出版社,2013.

[66] 洪性鸠.明代中期徽州的乡约与宗族的关系:以祁门县文堂陈氏乡约为例[J].上海师范大学学报(哲学社会科学版),2005,34(2):80-89.

[67] 梁洁.宗族、民间权威与纠纷解决:明代乡村秩序模式的人类学分析[J].青海社会科学,2014(1):168-173.

[68] 陈勇.明清徽州地区的赋税征纳与社会控制[J].石家庄经济学院学报,2012,35(2):113-116.

[69] 卞利.明清徽州乡村基层社会组织结构初探[C]//第十一届明史国际学术讨论会论文集,2005:352-357.

[70] 吴秉坤.徽州宗族在乡村社会问题上的合作:以合同议约为案例[J].淮北师范大学学报(哲学社会科学版),2012,33(6):50-53.

[71] 卞利.明清徽州的会社规约研究[J].徽学,2006(4):90-112.

[72] 卞利.明清徽州经济活动中的乡例举隅[J].安徽大学学报(哲学社会科学版).2007,31(1):82-91.

[73] 卞利.明清徽州乡(村)规民约论纲[J].中国农史,2004(4):97-104.

[74] 方利山.朱熹思想与徽州宗族的社会调适:以几份徽州契约文书为例[J].朱子学刊,2005(0):102-112.

[75] 张金俊.清代徽州宗族社会的道德控制[J].安徽师范大学学报(人文社会科学版),2007,35(6):674-678.

[76] 张金俊,王文娟.清代徽州宗族社会的组织控制[J].安徽师范大学学报(人文社会科学版),2010,38(2):194-198.

[77] 高光.论明清徽州乡村伦理教育内容及特点[D].合肥:安徽大学,2011.

[78] 付丁群.清代至民国忠、孝、义在祁门县溪头村的伦理实践:以祁门县溪头培村江氏文书为中心[D].合肥:安徽大学,2015.

[79] 唐力行,苏卫平.明清以来徽州的疾疫与宗族医疗保障功能:兼论新安医学兴起的原因[J].史林,2009(3):43-53,189.

[80] 王振忠.徽州文书所见种痘及相关习俗[J].民俗研究,2000(1):37-68.

[81] 王振忠.清代徽州民间的灾害、信仰及相关习俗:以婺源县浙源乡孝悌村文书《应酬便览》为中心[J].清史研究,2001(2):105-119.

[82] 孔潮丽.1588－1589年瘟疫流行与徽州社会[J].安徽史学,2002(4):11-14.

[83]　吴媛媛.明清时期徽州的灾害及其社会应对[D].上海:复旦大学,2007.

[84]　唐力行,王健.多元与差异:苏州与徽州民间信仰比较[J].社会科学,2005(3):86-95.

[85]　余新忠.咸同之际江南瘟疫探略:兼论战争与瘟疫的关系[J].近代史研究,2002(5):79-100.

[86]　唐力行.徽州宗族社会[M].合肥:安徽人民出版社,2005.

[87]　唐力行.从碑刻看明清以来苏州社会的变迁:兼与徽州社会比较[J].历史研究,2000(1):61-72,190.

[88]　唐力行.重构乡村基层社会生活的实态:一个值得深入考察的徽州古村落宅坦[J].中国农史,2002,21(4):71-77,87.

[89]　唐力行.国家民众间的徽州乡绅与基层社会控制[J].上海师范大学学报(哲学社会科学版),2002,31(6):58-66.

[90]　谢利恒.中国医学源流论[M].福州:福建科学技术出版社,2003.

[91]　马堪温.历史上的医生[J].中华医史杂志,1986,16(1):1-11.

[92]　王美美.论中国古代医者群体及其变迁:以《古今图书集成·医部全录》为中心[J].平顶山学院学报,2012,27(3):18-21.

[93]　宋丽华,于赓哲.中古时期医人的社会地位[M]//唐史论丛:第13辑.西安:三秦出版社,2011:16.

[94]　刘理想.我国古代医生社会地位变化及对医学发展的影响[D].福州:福建中医学院,2004.

[95]　宋丽华.中国古代医人社会地位研究:以汉宋之间为核心[D].临汾:山西师范大学,2009.

[96]　范家伟.中古时期的医者与病者[M].上海:复旦大学出版社,2010.

[97]　于赓哲.唐代的医学教育及医人地位[M]//魏晋南北朝隋唐史资料:第20辑.上海:上海古籍出版社,2003:155-165.

[98]　陈昊.晚唐翰林医官的社会生活与知识传递:兼谈墓志对翰林世医的书写[J].中华文史论丛,2008(3):345-392,414.

[99]　季明稳.唐代社会医疗若干问题研究[D].西安:西北大学,2011.

[100]　樊艳芳.唐代医生研究[D].合肥:安徽大学,2012.

[101]　程锦.唐代医疗制度研究[D].北京:中国社会科学院,2008.

[102]　山本德子.关于中世纪时期中国医生的地位[J].日本医史学杂志,1976

年第 1 号.

[103]　周蓉,薛芳芸,李俊莲,等.宋代前后巫与医社会地位对比探究[J].时珍国医国药,2013,24(3):703-704.

[104]　杨小敏.宋代医者群体若干问题研究[D].保定:河北大学,2008.

[105]　陈元朋.宋代的儒医:兼评 Robert. P. Hymes 有关宋元医者地位的论点[J].新史学,1997,6(1):184.

[106]　陈元朋.两宋的"尚医士人"与"儒医":兼论其在金元的流变[M].台北:台湾大学出版社,1997.

[107]　庄佳华.试论北宋医者社会地位之转变[D].台北:台北师范学院,1998.

[108]　周剑.元代医人社会地位研究[D].广州:暨南大学,2015.

[109]　张华.清代医生的行医之道:以小说《壶中天》与《医界现形记》为中心的探讨[D].天津:南开大学,2010.

[110]　刘时觉.明清时期徽州商业的繁荣和新安医学的崛起[J].中华医史杂志,1987,17(1):11-13.

[111]　童光东.徽商流寓与新安医学交流[J].安徽中医学院学报,1993,12(4):8-9.

[112]　李艳,李梢.徽商与新安医学的文化成因初探[J].中医教育,1996(2):43-44.

[113]　童光东,王乐匋,许业城.浅谈儒医在繁荣新安医学中的重要作用[J].安徽中医学院学报,1989(3):33-36.

[114]　张玉才,徐谦德.新安医学的儒学传统[J].上海中医药杂志,1998(7):35-37.

[115]　张玉才,汪涛.试论儒学对新安医学的影响[M]//1998 国际徽学学术研讨会论文集.合肥:安徽大学出版社,2000:46-49.

[116]　汪银辉.朱熹理学与新安医学[M]//1998 国际徽学学术研讨会论文集.安徽大学出版社.2000:776-79.

[117]　黄熙,黄孝周.程朱理学与新安医学之探讨[J].安徽中医学院学报,2004(4):8-11.

[118]　童光东.论新安医家家族链是新安医学发展的重要形式[J].安徽中医学院学报,1990,9(2):23-26.

[119]　许霞,张玉才.试述徽州宗族在新安医学普及与传播中的作用[J].中医

药导报,2007(7):1-2.

[120] 许霞.新安槐塘程姓家族医学的传承对中医教育的启迪[J].辽宁中医药大学学报,2010,12(2):49-51.

[121] 谢林沪.新安医学的传承方式及代表人物[J].江淮文史,2001(3):169-173.

[122] 童光东.明清时期徽版医籍刻印及其影响[J].中国医药学报,1990,5(4):60-62.

[123] 朱未来.古徽版医籍刻印业与新安医派的形成[J].大学图书情报学刊,1995(1):23-26.

[124] 徐江雁.北京御医学派研究[D].北京:北京中医药大学,2004.

[125] 李济仁,胡剑北.新安名医考[M].合肥:安徽科学技术出版社,1990.

[126] 洪芳度.新安医学史略[Z].歙县卫生局,1990.

[127] 陈可冀,李春生.中国宫廷医学[M].北京:中国青年出版社,2003.

[128] 洪芳度.新安历代医家名录[Z].安徽省歙县科学技术委员会,1997.

[129] 徐溥.明会典[M].台北:商务印书馆,1983.

[130] 岳精柱.明代官办医学研究[J].南京中医药大学学报(社会科学版),2006,6(4):199-201.

[131] 张廷玉.明史[M].北京:中华书局,1974.

[132] 汪道昆.太函集[M].合肥:黄山书社,2004.

[133] 李东阳.大明会典:卷之十九[M].扬州:广陵书社,2007.

[134] 程敏政.篁墩文集[M].上海:上海古籍出版社,1991.

[135] 常建华.明代宗族研究[M].上海:上海人民出版社,2005.

[136] 赵华富.徽州宗族研究[M].合肥:安徽大学出版社,2004.

[137] 汪机.汪石山医学全书[M].北京:中国中医药出版社,1999.

[138] 钱高丽,周致元.明代徽州的疫病灾害及民间医家应对机制研究:以汪机为例[J].常州大学学报(社会科学版),2013,14(5):59-63.

[139] 詹元相.畏斋日记[M].中华书局,1983.

[140] 万四妹,刘伯山,王键.明清新安世医探析[J].北京中医药大学学报,2018,41(4):289-293.

[141] 万四妹,刘伯山,王键.明清新安地方医官探析[J].北京中医药大学学报,2017,40(7):546-549.

[142] 程且硕.春帆纪程[M].杭州:杭州古籍书店,1985.

[143] 赵秀玲.中国乡里制度[M].北京:社会科学文献出版社,1998.

[144] 王铭铭.村落视野中的文化与权力[M].北京:三联书店,1988.

[145] 卞利.变迁结构与转型:明清徽州的乡村社会[J].理论建设,2015(5):66-75.

[146] 王键.新安医学流派研究[M].北京:人民卫生出版社.2016.

[147] 吴崑.吴昆医学全书[M].北京:中国医药科技出版社.1999.

[148] 吴楚.吴氏医验录[M].合肥:安徽科学技术出版社.1993.

[149] 程杏轩.医述[M].合肥:安徽科学技术出版社.1983.

[150] 李东阳.大明会典[M].扬州:广陵书社.2007.

[151] 戴廷明,程尚宽.新安名族志[M].合肥:黄山书社.2007.

[152] 王瀛培.社会文化史视野下的中国女性与医疗卫生研究述评[J].妇女研究,2014(3):115-124.

[153] 孙泰来,孙朋来.孙一奎医学全书[M].北京:中国中医药大学出版社,1999.

[154] 程国彭.医学心悟[M].上海:上海科学技术文献出版社,1996.

[155] 郑重光.素圃医案[M].合肥:安徽科技出版社,1993.

[156] 汪喆.评注产科心法[M].北京:中国中医药出版社,1998.

[157] 亟斋居士.达生编[M].上海:上海古籍出版社,2002.

[158] 李经纬.中医人物词典[M].上海:上海辞书出版社,1988.

[159] 卞利.明清徽州族规家法选编[M].合肥:黄山书社,2014.

[160] 石国柱,楼文钊,许承尧.歙县志[Z].旅沪同乡会,1937.

[161] 张如英.明清妇女贞洁观探析[D].济南:山东师范大学,2010.

[162] 王旭光.从日本回传的两种新安医籍评介[J].安徽中医学院学报.2008,27(5):12-13.

[163] 裘沛然.中国医学大成[M].长沙:岳麓书社.1994.

[164] 张海鹏.徽商研究[M].合肥:安徽人民出版社.1995.

[165] 张玉才.明清时期徽人在扬州的医事活动及影响[J].中国中医基础医学杂志.2000,6(9):62-64.

[166] 班固.汉书[M].北京:中华书局,1999.

[167] 司马迁.史记[M].北京:中华书局,2006.

[168] 李志生.中国古代女性医护者的被边缘化[J].华南师范大学学报(社会科学版),2012(6):88-96.

[169] 廖育群.医者意也[M].桂林:广西师范大学出版社,2006.

[170] 居家必用事类.北京图书馆古籍珍本丛刊(61)[M].北京:书目文献出版社,1989.

[171] 陶宗仪.南村辍耕录[M].北京:中华书局,1959.

[172] 袁采.袁氏世范[M].天津:天津古籍出版社,1995.

[173] 褚人获.坚瓠集[M].上海:上海古籍出版社,2012.

[174] 梁其姿.面对疾病:传统中国社会的医疗观念与组织[M].北京:中国人民大学出版社,2012.

[175] 蒋一葵.长安客话[M].北京:北京古籍出版社,1980.

[176] 沈榜.宛署杂记[M].北京:北京古籍出版社,1980.

[177] 衣若兰."三姑六婆"明代妇女与社会的探索[M].台北:稻香出版社,2002.

[178] 张璐.近世稳婆群体的形象建构与社会文化变迁[D].天津:南开大学,2013.

[179] 洪有锡,陈丽新.先生妈、产婆与妇产科医师[M].台北:前卫出版社,2002.

后　记

　　1997年,笔者考入安徽中医药大学(原安徽中医学院)中医临床专业,后又在南京中医药大学、安徽大学和英国林肯学院不断学习,始终畅游在伟大祖国医学的宝库中,不断感悟伟大祖国医学的魅力,感叹安徽省中医药文化资源的深厚,感恩母校持续不断的学术滋养。

　　中医学是中国几千年来医学认识积累的伟大结晶,至今在祖国和世界各地依然维护着人类健康。安徽是华佗故里、药材之乡、新安医学的发源地,是祖国医学宝库中文化底蕴深厚、特色鲜明和影响深远的重要地域。而明清新安医学和明清徽州社会分别是祖国医学和中国传统社会研究的典型范本。其中,明清新安医者群体是明清徽州社会中有医疗活动的一组特定人群,具有一定数量规模和悠久历史传承,其内部构成多元,声名显赫的御医医官、留名族谱的族医世医、"丧失话语权"的女性医者共同架构了明清徽州社会医疗体系,呈现出朝廷制定和民间配合的立体医疗网络,对明清徽州社会的繁荣稳定发挥重要的医疗保障作用。

　　在过去的四年里,本人承蒙诸位良师益友的悉心指导和中国科学技术大学出版社的大力支持,完成对本书的撰写。同时,本书也是安徽省高校优秀青年人才基金重点项目"新发现的新安医学文献归户性整理与研究"(2013SQRL039ZD)的研究成果之一。由于本人水平有限,书中仍存在不完善之处,在未来工作中将进一步修订。

　　最后衷心感谢安徽中医药大学教授张玉才、王旭光、陆翔、黄辉、胡建鹏、许霞,感谢安徽大学教授刘伯山、周晓光,感谢我的工作单位安徽中医药大学一直以来的支持和鼓励。

万四妹

2019 年 8 月 11 日